Estamos
SOBREDOSIFICADOS

Estamos
SOBREDOSIFICADOS

Barry I. Gold

Estamos Sobredosificados

Copyright © 2025 por Barry I. Gold. Reservados todos los derechos.

Ninguna parte de esta publicación puede reproducirse, distribuirse o transmitirse de ninguna forma ni por ningún medio, incluidas fotocopias, grabaciones u otros métodos electrónicos o mecánicos, sin el permiso previo por escrito del autor, excepto en el caso de citas breves incorporadas en textos críticos. revisiones y otros fines no comerciales. Usos permitidos por la ley de derechos de autor.

ISBN 978-1-64133-999-5 (hc)
ISBN 978-1-946854-76-6 (sc)
ISBN 978-1-946854-77-3 (e)

2025.01.22

Este libro está impreso en papel sin ácido.

El contenido de este trabajo, que incluye, entre otros, la exactitud de los eventos, personas y lugares representados; opiniones expresadas; permiso para utilizar materiales publicados previamente incluidos; Cualquier consejo dado o acción defendida es responsabilidad exclusiva del autor, quien asume toda la responsabilidad por la obra e indemniza al editor de todos los reclamos que surjan de la publicación de la obra.

Blue Ink Media Solutions
1111B S Governors Ave
STE 7582 Dover,
DE 19904

www.blueinkmediasolutions.com

Inhaltsverzeichnis

La Maldición de la Adicción
 Dejemos de Maldecir 1
Jugo de Planta 23
Morfina, Colorantes y Aspirina
 El Nacimiento de la Industria Farmacéutica 30
Morfina y Heroína 40
¿Cómo Entra Tanta Heroína y Fentanilo en EE. UU.?
 China y los Opioides 46
Buena recepción 57
Sublimaze, Philly Dope y China White 64
El Gran D 76
Un Salvavidas 81
Europa Llama 85
Todo está en tu cabeza 93
Se Siente Como un Resfriado 100
¿Hay una salida? 104
Voces Nuevas, Problema Viejo 109
Oklahoma está bien 120
Marketing, Vendiendo Drogas 127
¿Qué Puedo Hacer? 134
Nuestro Futuro Está Sesgado 143
Purdue Frederick 151
Conexiones Sociales 164
Primum Non Nocere 167
Mirando hacia adelante 179
¿Es el Futuro Psicodélico? 192
Cambio Estratégico en un Mundo Post-Covid 201

¿Cómo lo estamos haciendo? 208
¿Es realmente tan fácil cultivar opio? 213
SAMADHI... 216
¿Quién está a Cargo? 220
Referencias 227

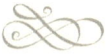

La Maldición de la Adicción

Dejemos de Maldecir

Mi alumna, una mujer rubia, joven, quizá de unos treinta años y no muy alta, con ojos tristes y sin sonrisa, dejó su bandeja en mi mesa, se sentó frente a mí, se inclinó hacia mí y me preguntó: "¿Por qué das este curso?" Frunció el ceño expectante, enfatizando la pregunta mientras esperaba mi respuesta. Estaba sinceramente curiosa y lo demostró al unirse a mi mesa sin invitación.

De hecho, tenía la boca abierta mientras comenzaba a morder mi sándwich. Todo lo que pude hacer fue asentir y murmurar: "Hola", mientras masticaba mi bocado.

Ella era una de mis alumnas en el curso de fin de semana que enseñaba, Farmacología de las Drogas de Abuso, en el Jersey City State College. La llamaré Sally. Bebió un sorbo de una taza de sopa antes de continuar: "Me limpié hace dos años". Dio otro sorbo y repitió con una voz que casi suplicaba: "En serio, ¿por qué das este curso? ¿Tú también eres adicto?"

Toda la clase estaba interesada, y los estudiantes la siguieron. Empezaron a jalar sillas de mesas adyacentes para unirse a nosotros. Al poco tiempo, toda mi clase me rodeaba. No había invitado a nadie, pero me sentí halagado, ya que seguirme a la cafetería y rodear mi mesa sugería que estaban disfrutando de mi curso y que todos estaban curiosos sobre mí.

Sally siguió mirándome con esos tristes ojos azules, como esperando mi juicio. Supongo que sus ojos me recordaban a los de mi propia hija. No soy alguien que juzgue, así que simplemente continué prestándole atención mientras masticaba.

"Sí", preguntó otro estudiante, "¿tú también eres adicto?" Estaba claro que se preguntaban sobre mí, en parte, se turnaron para explicar, porque tantas personas los habían desechado a lo largo de sus vidas. Todos eran adictos en recuperación, entrenándose para ser consejeros de drogas, y todos se habían comprometido recientemente a evitar que otros tomaran el mismo camino sin salida que ellos conocían muy bien, la Calle de la Adicción. Sus antiguos estilos de vida de consumo de drogas les hacían esperar recibir atención solo de otros usuarios de drogas o de las fuerzas del orden. Hace mucho tiempo, el resto de la sociedad los había descartado como drogadictos sin valor, y todos llevaban esa sensación de rechazo como una herida abierta.

Tragué y dije negando con la cabeza, "No, no soy adicto. Simplemente me gusta enseñar," expliqué con una sonrisa y añadí, "Devuelvo el servicio a la comunidad y lo hago porque el gobierno pagó mi beca postdoctoral hace años. Este curso también me permite enseñar a los jóvenes, y eso también me gusta. Enseñé en la escuela de medicina al comenzar mi carrera, y era bueno en ello, pero enseñar fue lo único de ser parte de la facultad que realmente extrañé."

Paradójicamente, al pensar en retrospectiva, enseñar también fue la parte más pequeña de mi membresía en la facultad de la escuela de medicina al principio de mi carrera. En ese entonces, recuerdo dar conferencias cuatro horas al año en nuestro curso de farmacología de segundo año. También menté a dos estudiantes de posgrado, una de ellas para su doctorado durante mis seis años en la universidad, por lo que mi laboratorio estaba lleno. Mi curso de un día para consejeros de adicción en formación era de siete horas, casi duplicando en un solo día mi carga de enseñanza de un año.

Mis estudiantes de medicina tampoco se unieron voluntariamente a mí para almorzar.

Estamos Sobredosificados

Estábamos en la cafetería de lo que ahora es la Universidad de la Ciudad de Nueva Jersey, donde impartía una revisión de fin de semana sobre la farmacología de las drogas de abuso frecuente a mi audiencia de personas que trabajaban para obtener la certificación como consejeros de adicciones. Enseñarles era gratificante y fascinante, pero también exigente porque el curso me mantenía trabajando todo el fin de semana y añadía trayectos de dos horas los viernes y domingos. Ese horario extendía mi semana laboral a siete días, y también pasaba dos semanas cada mes en Europa porque tenía responsabilidades allí. Esa parte de mi carrera significaba trabajar todo el día después de volar toda la noche.

Entonces era más joven.

Mi sustento provenía de la gestión de dos programas de desarrollo de medicamentos, fármacos para el sistema nervioso central y vacunas, que llamábamos biológicos, en EE. UU. y Europa, en mi puesto en una gran empresa farmacéutica cuya sede estaba en lo que comúnmente se conoce como Mainline de Filadelfia. Disfrutaba vivir en el Mainline y poseía una casa de campo de 200 años en tres acres que ocupaba con mis padres y mi hijo mayor. Me encantaba enseñar, las casas antiguas y las familias extendidas, así que era un hombre mayormente feliz. Mi primer matrimonio había terminado unos años antes de comprar la casa de campo, y también salía con una mujer en Nueva Jersey, por lo que tenía un lugar donde quedarme cuando enseñaba.

Daba conferencias durante tres horas por la mañana en Jersey City y luego hacía una pausa para almorzar, donde se convirtió en un evento habitual que todos mis alumnos se unieran a mí mientras comía. Habían pasado cinco años desde mi divorcio, el primero de dos, y disfrutaba el contacto con gente más joven, en parte porque había pasado algunos años viendo menos a mis propios hijos debido a ese divorcio. Mi hijo se mudó conmigo, pero aún vivía a 100 millas de distancia de mi hija. Mi exesposa Joan vivía con ella en Nueva Jersey, y yo vivía en mi casa de campo en Pensilvania con nuestro hijo y mis padres.

Siempre me sorprendía que mis alumnos consejeros de adicción mostraran un interés intelectual por lo que enseñaba que era mayor que el interés mostrado por los estudiantes de medicina a los que había enseñado al principio de mi carrera, cuando todavía estaba en la facultad de la escuela de medicina en Bethesda, MD. Los estudiantes de medicina estaban abrumados por sus cursos y su entrenamiento militar, mientras que estos consejeros de adicción en formación estaban abrumados por las decisiones que tomaron y que los llevaron a mi curso; su interés en mi materia era palpable. Cada aprendiz estaba empezando de nuevo como un adicto en recuperación, disfrutando la oportunidad, plenamente consciente del desafío de ayudar a otros pero sin sentirse intimidado, y completamente automotivado.

Su sentimiento inducido de nula o baja autoestima, que probablemente incluía el distanciamiento familiar, el consumo de drogas entre sus compañeros y el sentirse fuera de lugar, han sido implicados como motivadores del uso de opioides. "Si no puedes sentir nada, nada puede molestarte" era su queja común si se les preguntaba por qué empezaron a usar opioides.

Expresaban eso cada vez que alguien preguntaba, "¿Por qué consumes drogas?" Nunca podían articular cuál era el sentimiento que los molestaba tanto que tenían que bloquearlo, prefiriendo no sentir nada. "Estaba estresado y no podía concentrarme" era un hilo común en sus respuestas.

El Dr. Gabor Maté, en su excelente libro *En el Reino de los Fantasmas Hambrientos, Encuentros Cercanos con la Adicción*, resumió la motivación para tomar opioides como: "Más que una búsqueda de placer, el uso crónico de sustancias es el intento del adicto de escapar del sufrimiento." De manera aún más concisa, escribió: "Es su intento, creo yo, de escapar del reino infernal del miedo abrumador, la rabia y la desesperación." Mirando lo suficientemente profundo, los adictos a los opioides podrían describir una historia de aislamiento, dolor u otros insultos psicológicos.

Volvía a Filadelfia el domingo por la noche, agotado, eufórico y afónico. Las personas que tomaban mi curso estaban allí por razones diversas.

Algunos estaban allí porque les habían enseñado que para limpiarse, tenían que devolver algo a la comunidad. Sin embargo, para otros, el curso era más que el siguiente paso en su propia recuperación. La consejería de adicción se había convertido en su vocación.

Ese día que Sally se sentó, le pregunté: "¿Estabas harta de estar enferma y cansada?" Ella asintió lentamente con la cabeza. Había aprendido esa pregunta mientras hacía mi tarea para prepararme para la clase. Luego le pregunté: "¿Qué te hizo empezar?" Esa siempre ha sido y sigue siendo la pregunta más interesante para mí cada vez que me preparo para enseñar, aparecer como orador invitado o entrevistar a un adicto en recuperación.

Pero, ¿qué es la adicción? Lo había pensado el otro día después de comprar un tarro de dos kilos y medio (más de un kilogramo) de anacardos salados. En pocos días, me había terminado el tarro. Si compraba una bolsa de patatas fritas, generalmente la abría y empezaba a comer antes de llegar a casa desde la tienda de comestibles.

¿Soy adicto a los anacardos o a las patatas fritas?

La respuesta simple es no. Simplemente saben bien, se sienten bien en mi lengua, y me gusta la sal y el crujido. Comerlos, como cualquier mal hábito, es... solo un mal hábito.

Si repetir una actividad porque sabe, siente o suena bien no es una adicción, entonces, ¿qué es?

La Asociación Americana de Psiquiatría define la adicción como "una enfermedad cerebral que se manifiesta mediante el uso compulsivo de sustancias a pesar de saber que hay consecuencias perjudiciales."

El Instituto Nacional sobre el Abuso de Drogas (NIDA), parte de los Institutos Nacionales de Salud (NIH) de los EE. UU., la define de manera similar, "como un trastorno crónico y recurrente, caracterizado por la búsqueda y uso compulsivo de drogas a pesar de las consecuencias adversas. Se considera un trastorno cerebral..." Ese es un concepto clave:

la adicción a las drogas es una enfermedad, no un crimen que deba ser castigado.

Esas definiciones contienen ideas importantes. La adicción a las drogas es crónica y compulsiva. Hay consecuencias perjudiciales y es un trastorno cerebral.

Atiborrarme de patatas fritas o anacardos salados no tiene consecuencias perjudiciales aparte de aumentar mi peso, incrementar mi factura de compras o darme sed, así que me libro del consumo adictivo. El anhelo se puede reducir.

Los adictos a los opioides tienen una escala deslizante de consecuencias perjudiciales y, al principio de su adicción, podrían decir: "Tengo que seguir tomándolo porque, si no lo hago, me siento fatal."

Sentirse fatal es la consecuencia perjudicial que intentan evitar al tomar la droga una y otra vez. Aunque existen otras consecuencias perjudiciales, ese monólogo teórico contiene en su interior parte de la definición de adicción. Es abuso de sustancias y las sustancias abusadas son drogas. Sentirse mal si no las toman también insinúa otra característica de la adicción a los opioides: dejar de tomarlas provoca abstinencia. Ese es el malestar que intentan evitar, el comienzo de la abstinencia. Es inevitable y la única forma que conocen para evitarlo es tomar la droga nuevamente.

NIDA, el Instituto Nacional sobre el Abuso de Drogas (pronunciado Nay-Da), dice que la razón principal por la cual la gente toma drogas es para sentirse bien. Los usuarios dicen: "Me gusta drogarme." Otros usuarios dicen: "Quiero sentir menos estrés." También toman drogas porque han oído que una droga podría mejorar su rendimiento. Finalmente, la gente toma drogas porque amigos, parientes, compañeros de clase o compañeros de cuarto dicen: "Prueba esto, es genial." Ya mencioné el comentario de Maté, "…para escapar del reino infernal del miedo abrumador, la rabia y la desesperación."

El problema con todas esas razones es que el uso crónico de algunas drogas provoca adicción a ellas. Esas drogas que producen adicción con el uso crónico son bien conocidas e incluyen los opiáceos morfina y codeína, heroína, así como las drogas nicotina, anfetaminas, alcohol y algunos inhalantes, cocaína, sedantes, hipnóticos y tranquilizantes. La lista es larga pero manejable, y los opioides sintéticos merecen un lugar destacado al lado de los opiáceos naturales morfina y codeína. La cuestión es que las drogas se apoderan del usuario. La adicción se les presenta sigilosamente.

En EE. UU., los opioides están "clasificados", lo que significa que han sido evaluados según su riesgo y asignados a una lista de categorías, desarrollada por la Administración de Control de Drogas (DEA). En la parte superior de la lista, las llamadas drogas de la Lista I, no tienen uso médico actual—legalmente, no pueden ser recetadas por nadie—y tienen un alto potencial de abuso. La heroína es una droga de la Lista I junto con el LSD, el éxtasis y la marihuana, prohibida a nivel federal desde 1937. Muchos estados, incluido Nueva Jersey, mi propio estado, han comenzado a legalizar la marihuana solo para uso dentro del estado, incluyendo incluso el uso recreativo. Hay otras también, y todas las drogas de la Lista I encajan en la descripción de tener un alto potencial de abuso y ningún uso médico. Todas están frecuentemente en las noticias. La sorpresa puede ser que el alcohol no está en la misma lista que la heroína y la cocaína, aunque se estima que 14.4 millones de estadounidenses tienen Trastorno por Consumo de Alcohol. El alcohol no está clasificado en EE. UU. debido a la 21ª Enmienda Constitucional, ratificada en 1933. Esta dio el control del alcohol a los estados y derogó la enmienda que creó y apoyó la Prohibición. Se estima que el 60% de los hombres adultos estadounidenses beben en exceso o se dan atracones una vez al mes. No tengo estadísticas sobre las mujeres que beben.

Las drogas de la Lista II son el siguiente grupo en la lista. Sus entradas son provocativas porque estas drogas no solo tienen un uso médico aceptado, es decir, pueden ser recetadas por un médico, sino que también tienen un alto potencial de abuso. La lista parece el titular de una redada antidrogas, ya que enumera la morfina, el fentanilo, OxyContin, Demerol y Dilaudid, entre otros. Cada una de esas drogas tiene un propósito médico, pero también se comercian en el mercado ilícito porque las personas las abusan rutinariamente. Una de las teorías sobre el abuso de OxyContin, por ejemplo, era que su abuso desenfrenado, en parte, fue impulsado por los esfuerzos de marketing de su fabricante, Purdue Pharma, para atraer a los médicos con compromisos de conferencias y altas remuneraciones, así como la asistencia pagada a seminarios sobre manejo del dolor. Se les acusa de explotar su popularidad con esas y otras tácticas, y Purdue Pharma aparecía en las noticias semanalmente, si no diariamente, antes de que la pandemia de coronavirus acaparara la primera plana.

Hablo más sobre Purdue Pharma en un capítulo posterior.

Las drogas de la Lista III también tienen uso médico y menos tendencia al abuso en el mercado. El Tylenol con codeína está en esa lista.

Las drogas de las Listas IV y V tienen poca tendencia a ser abusadas en el mercado.

Sally se sentó en silencio mientras terminaba su almuerzo. Me miró, pero luego miró a los otros estudiantes sentados a nuestro alrededor antes de comenzar su propia historia: "Empezamos de fiesta en la universidad. Estaba tomando oxi-cotton [OxyContin] y, al poco tiempo, la droga me atrapó." Me siguió mirando directamente y era algo inquietante porque, aunque otros estudiantes tenían historias similares, nadie la interrumpió. Nunca supe para qué se formó Sally en la universidad o a qué se dedicaba. Los otros estudiantes la escuchaban atentamente y asentían afirmativamente como si sus propias historias fueran como la suya. Lamento no haber mantenido el contacto con mis estudiantes porque mi vida se interpuso antes de que me jubilara y comenzara a escribir.

"La droga me atrapó" es sinónimo de "Me volví adicta a la droga."

"¿Cómo puedo evitar que mi hermano haga lo que yo hice?" preguntó finalmente alguien más. Era la pregunta de un consejero, tratando de evitar que un ser querido tomara el mismo camino sin salida, la Calle de la Adicción. Evitar que un ser querido se dirija hacia la Calle de la

Adicción es un tema popular para todos los padres, hermanos, cónyuges y parejas. Sally bajó la mirada hacia su comida y tomó su tenedor de nuevo, agradecida o aliviada por la interrupción.

Eso fue hace más de veinte años. Hoy en día, el abuso de drogas y la muerte por drogas son aún más ominosos porque el uso de opioides ha aumentado hasta el punto de que, en 2020, hasta setenta mil estadounidenses murieron por ello; el número de muertes cada año es en múltiplos de diez mil y sigue aumentando anualmente. En 2021, las muertes por sobredosis llegaron a 100,000, y en 2022, la cifra alcanzó 108,000 en los EE. UU. Toda la pandemia de coronavirus tuvo un comienzo definido y el final puede estar a la vista. No es así para la dependencia a los opioides. De hecho, hablaré sobre cómo la dependencia a los opioides continuó aumentando durante la epidemia de coronavirus.

Hasta ahora, sin embargo, he hablado de la adicción sin enfrentarla directamente. ¿En qué se diferencia de mi consumo de una bolsa entera de patatas fritas simplemente porque la abrí? ¿Cuándo un mal hábito se convierte en una adicción, o lo hace?

La gran característica de la adicción es que, por definición, los pacientes dependen físicamente de una droga. No pueden funcionar sin ella. También se conoce como dependencia química o de drogas, o más formalmente, trastorno por uso de sustancias (SUD). Se diferencia de comer patatas fritas debido a esa dependencia física. Comer patatas fritas es un hábito, aunque no me sentiría insultado si lo llamaras mi obsesión. También me gustan los pretzels, pero si me quitaras las patatas fritas o los pretzels, no tendría una reacción de abstinencia física. Podría beber algo, masticar chicle y pesarme, porque comerlos, como dije, simplemente resulta en sed y aumento de peso. El uso de opioides resulta en adicción a las drogas, y si se interrumpe el uso del opioide, el resultado es la abstinencia, lo que los adictos en recuperación refieren como sentirse mal o enfermo. Tan pronto como los usuarios de opioides comienzan a mirar la hora, ansiosos por su próxima dosis, la adicción ha comenzado a establecerse.

"Casi 44,000 estadounidenses al año—120 al día—mueren ahora por sobredosis de drogas", informó el New York Times en un artículo de 2015 titulado *Heroína, sobreviviente de la guerra contra las drogas, regresa con una nueva cara*. El artículo también daba una perspectiva sobre esa tasa de mortalidad. En EE. UU., ese año hubo más muertes por sobredosis de opioides que por armas de fuego o incluso por accidentes de tráfico. Piensa en eso porque cuando comencé a escribir este capítulo inicial, una elección presidencial estaba cobrando impulso y el candidato en el poder estaba postulando con una plataforma anti-inmigración y la pandemia de coronavirus recién comenzaba. El tema ha empezado a ganar impulso, y se sugiere que EE. UU. debería prohibir las armas de asalto, aunque las estadísticas nos dicen que, con más personas muriendo por sobredosis de opioides que por armas, estaríamos mejor postulándonos a un cargo con una plataforma anti-opioides. Quizás debería postularme con esa plataforma. El debate sobre las armas de asalto sigue enardecido, agravado por los tiroteos masivos, mientras que las muertes por sobredosis de opioides continúan aumentando.

Tanto los costos humanos como fiscales de la adicción son muy altos. Para ver qué tan profundamente ha penetrado este problema en la sociedad, solo deberíamos mirar algunas estadísticas más. Lo que sigue es una cita de un informe de SAMHSA (Administración de Servicios de Abuso de Sustancias y Salud Mental):

"En 2011, DAWN (Red de Alerta sobre Abuso de Drogas) estima que alrededor de 2.5 millones de visitas a urgencias (ED, por sus siglas en inglés) resultaron de emergencias médicas que involucraron el mal uso o abuso de drogas, el equivalente a 790 visitas a urgencias por cada 100,000 habitantes. Para los menores de 20 años, la tasa es de 500 visitas; para los mayores de 21 años, la tasa es de 903 visitas."

Eso es un montón de emergencias solo por opioides, 2.5 millones de ellas en un año. Incluso hace más de una década, la incidencia de ingresos por opioides era hasta siete veces mayor que por tobillos rotos.

La amenaza para la salud pública de los opiáceos y opioides es complicada porque el abuso de los opioides recetados es tan común como el abuso de las drogas ilegales. Los Centros para el Control de Enfermedades de EE. UU. estiman en su sitio web que "Cada día mueren 44 personas como resultado de sobredosis de opioides recetados."

El 18 de diciembre de 2015, Gina Kolata informó, también en el NY Times, que "el doble de estadounidenses murieron por sobredosis de drogas en 2014 en comparación con el año 2000." Las muertes por sobredosis de drogas se duplicaron en catorce años. ¡Uf!

Y sigue creciendo. Más recientemente, se ha informado que las muertes por sobredosis de opioides en EE. UU. han llegado a más de 100,000 por año.

Esto refuerza lo que ya he escrito, que el abuso de drogas que conduce a la adicción está muy extendido, es peligroso y costoso, y merece más de nuestra atención. Algunos de nosotros nos encogemos de hombros y decimos, "No me sorprende," y el resto de nosotros sacudimos la cabeza y decimos, "Qué horrible." Algunas personas aún se ven sombrías y dicen, "Necesitan ir a la cárcel," una postura a la que me opongo porque la adicción a las drogas es un problema médico, no principalmente legal.

Sin embargo, todos estamos de acuerdo en que existe un gran problema de abuso de drogas que consume muchos recursos, tanto financieros como médicos, sin mencionar que causa una pérdida masiva de vidas. Es un gran problema de salud pública y una tragedia.

Aunque considero la dependencia a los opioides como un problema médico, la dependencia de drogas se diferencia de otras enfermedades en otros aspectos también. Una de esas diferencias es una característica llamada tolerancia. Describo la tolerancia como un impulso que obliga a las personas que toman opioides y otras drogas que producen dependencia a aumentar continuamente sus dosis cada vez que toman la droga porque parece perder efectividad con el uso repetido. Eso se llama tolerancia, y no puedo ponerle un límite de tiempo, pero algunos usuarios se quejan de que después de una semana tomando una o dos tabletas diarias, de repente se encuentran mirando el reloj mientras esperan su próxima dosis. La tolerancia es tan dramática que se considera una de las características diferenciadoras de la dependencia de drogas; si el paciente debe aumentar su dosis para lograr el mismo efecto que la última dosis, ese paciente está desarrollando dependencia a esa droga.

Finalmente, hay otras características del abuso de opioides y la primera es una que todos los usuarios conocen pero evitan, a saber, que tomar opioides y otras drogas les causará daño de alguna manera. Existe el peligro de que los usuarios sufran una sobredosis, que la droga de su elección esté contaminada con alguna otra droga como el fentanilo o sus derivados. Su presencia en la heroína y otras drogas se ha vuelto común, o que agoten todos sus recursos comprando su droga de abuso y, para comprar más, acepten vender la droga hasta que sean arrestados como traficantes de drogas. La motivación de los usuarios para seguir tomando opioides es más fuerte que su juicio para evitarlos y esa es una de sus conocidas e inevitables consecuencias negativas.

Los años 60 fueron una época de experimentación con las drogas, y en una paradoja del tipo "qué fue primero", miramos atrás y decimos: "Las drogas causaron un enorme cambio social", mientras otros invierten la causa y el efecto y dicen: "Las drogas acompañaron un enorme cambio social." Gano el premio Boomer porque lo presencié de primera mano al haber pasado tanto por la escuela secundaria como por la universidad en esa década y tuve las mismas experiencias sociales que el resto de mi generación. Vi la película *Help*, protagonizada por los Beatles, y escuché la versión de Sonny y Cher de "Like a Rolling Stone" de Dylan. Mi barba blanca y mi cabello canoso con tonos de sal y pimienta delatan mi edad.

A mediados de esa década también cambió drásticamente la forma en que veíamos y tratábamos la adicción a los opioides. Fue entonces cuando los adictos fueron introducidos al metadona y la conocida expresión *mantenimiento con metadona* entró en nuestro vocabulario.

La edición del 23 de agosto de 1965 de JAMA (Journal of the American Medical Association) publicó un artículo de dos investigadores, el bioquímico Vincent Dole y la psiquiatra Marie Nyswander, que trabajaban en lo que ahora se llama la Universidad Rockefeller en la ciudad de Nueva

York. Ellos presentaron a Estados Unidos su tratamiento paradójico para la adicción a la heroína que llamaron *mantenimiento con metadona*. Se volvería controversial. Es paradójico porque la metadona es una droga opioide, utilizada para tratar la dependencia a los opioides.

Su artículo se titulaba, "Tratamiento Médico de la Adicción a la Heroína" y en el resumen de dicho artículo escribieron: "Con este medicamento y un programa integral de rehabilitación, los pacientes han mostrado una marcada mejoría; han vuelto a la escuela, han conseguido trabajos y se han reconciliado con sus familias."

Es difícil desde nuestra perspectiva, más de medio siglo después, ver el cambio en nuestros sistemas de valores que representó su informe médico. Según la ley vigente de EE. UU., hasta el artículo de JAMA, el tratamiento de los abusadores de drogas se basaba en la Ley de Impuestos sobre Narcóticos de Harrison de 1914, que específicamente convertía la dependencia a los opioides en un crimen junto con el uso de cualquier opioide con el único propósito de mantenimiento, lo cual significaba, antes de la metadona, cualquier droga administrada únicamente para evitar la abstinencia. Dole y Nyswander cambiaron todo. Cabe señalar que en el resumen de su artículo que cité anteriormente, comenzaron a llamar a sus sujetos de estudio *pacientes*, no *adictos*. Fue el comienzo del tratamiento de la adicción a los opioides como una condición médica y no de tratar a los usuarios de opioides como criminales.

En el medio siglo transcurrido desde su informe, la metadona ha emergido como uno de los tratamientos estándar para los adictos a la heroína en EE. UU. Pero debemos profundizar un poco más para comprenderlo.

Como parte de la investigación de Dole, resucitó la metadona de la historia. Fue una invención alemana, sintetizada durante la Segunda Guerra Mundial e introducida por el régimen nazi décadas antes como analgésico. Fue específicamente un opioide diseñado y sintetizado para reemplazar la morfina, ya que Alemania, como parte de su estrategia de guerra, intentó o se vio obligada a independizarse del comercio internacional. La metadona era un producto alemán, fabricado por E.

Merck, originalmente una empresa alemana aunque, como discutiré más adelante, la empresa matriz original de la compañía estadounidense Merck. También discuto la larga y fascinante historia de la morfina en un capítulo posterior.

Quizás Dole dijo, veinte años después de la Segunda Guerra Mundial: "Veamos la metadona como un tratamiento para la adicción a la heroína."

Estoy seguro de que al menos uno de sus estudiantes de posgrado respondió: "¿Qué es la metadona?"

La metadona comenzó como un producto de I.G. Farben, en sí misma una amalgama de fabricantes de colorantes reunidos al final de la Primera Guerra Mundial. Incluso el nombre Farben es un juego de palabras del término alemán *Farbstoff*, que significa tinte. Algunas de las empresas alemanas más conocidas se amalgamaron para formar Farben, incluyendo a mi antiguo empleador BASF, junto con Bayer, AGFA y Sanofi. Durante la Segunda Guerra Mundial, I.G. Farben se convirtió en uno de los mayores contratistas del régimen nazi y es mejor conocida, por así decirlo, por su introducción del Zyklon B, el agente de asesinato masivo en los campos de concentración. En una de las frecuentes ironías de la historia, un químico judío llamado Fritz Haber sintetizó originalmente el Zyklon B como pesticida.

Después de la Segunda Guerra Mundial, los activos y la propiedad intelectual de I.G. Farben fueron apropiados por las potencias aliadas y la metadona fue asumida por la compañía farmacéutica estadounidense Eli Lilly. La comercializaron como Dolophine. I.G. Farben fue desmantelada y dividida por el gobierno alemán. Trabajé para una subsidiaria de BASF.

La paradoja que creó Dole fue su propuesta de sustituir la metadona por la morfina como tratamiento para esa adicción. ¿Qué lo atrajo a mirarlo y a ir contra la corriente de esa manera? Su idea innovadora fue tratar la adicción como un problema médico, una enfermedad, no como un crimen, una cuestión moral o una transgresión legal. Fue la primera vez que alguien propuso esa interpretación. El Dr. Dole se asoció con la Dra. Marie Nyswander, quien trabajaba en su laboratorio, y su colaboración se hizo famosa. Fue exitosa científicamente por su uso de la metadona para tratar la adicción a los opioides, y románticamente porque también estaban casados. Lamentablemente, la Dra. Nyswander falleció en 1986 y Dole vivió veinte años más que ella.

El mantenimiento con metadona no detiene el consumo de drogas por parte de los adictos; simplemente sustituye una dosis medida de un opioide recetado por una droga callejera. La metadona "mantiene" a los pacientes durante su enfermedad previniendo la búsqueda de drogas y bloqueando la abstinencia. La metadona tiene el beneficio añadido de eliminar el comportamiento de búsqueda de drogas porque los adictos mantenidos con metadona saben que no se van a "enfermar" a pesar de no tomar sus drogas callejeras "habituales". "Enfermarse" es otro término del argot callejero, como sentirse mal, para describir el comienzo de la abstinencia.

En la superficie, eso no parece tener sentido, pero nos vemos obligados a considerar el razonamiento y los resultados. El razonamiento de Dole comenzó con su firme convicción de que la adicción era un problema médico, no un crimen, y debía ser tratada médicamente. Como resultado, su idea no solo eliminó a los adictos del comercio ilícito de heroína, sino que los llevó a las clínicas. Por sí solo, no creó ex-adictos, pero cumplió la visión de Dole de cambiar su estatus de criminales a pacientes. Ya dije que los mantenía de esa manera. Hasta que se estableció el programa, los adictos a la heroína eran tratados por el público y los medios de comunicación como personas de baja moral, moralmente inadecuadas y destinadas a la prisión porque la adicción a las drogas era un delito según la ley. La metadona cambió el estatus de los adictos a opioides de criminales a pacientes médicos bajo tratamiento para una enfermedad. Produjo cambios sociológicos como resultado.

La adicción también fomentó la discriminación racial porque, en los años 60 y 70, la adicción se veía principalmente en personas con desventajas económicas y en guetos negros. Sociológicamente, fue antes de que la adicción a las drogas comenzara a extenderse a las clases más favorecidas.

El sistema funcionaba de manera simple. La metadona es el doble de potente que la heroína; por lo tanto, la mitad de la dosis en comparación con la heroína es suficiente para satisfacer la necesidad inducida de nuestro cuerpo de evitar la abstinencia de opioides. Su inicio es lento, por lo que no hay un "subidón" o "colocón", a diferencia de la heroína, que tiene un inicio rápido que produce un "rush", también conocido como un subidón, y un efecto de unas tres horas. El efecto de la metadona dura 24 horas completas. Eso bloquea cualquier subidón de la heroína a su dosis habitual, por lo que la metadona no solo bloquea la abstinencia, sino que también evita que los adictos se obsesionen con su próxima dosis.

De manera similar, el uso de la heroína en un entorno médico similar no funcionaría tan bien como la metadona. Las ventajas farmacológicas de la mayor potencia de la metadona, su duración prolongada y la falta de subidón, o colocón, todavía le dan ventaja a la metadona.

El programa fue una idea brillante, pero resultó tener una desventaja controvertida. La metadona por sí sola se ha convertido en una droga callejera y es mucho más tóxica que la heroína por las mismas razones que la hacen útil para tratar la adicción, ya que dura un día completo y es dos veces más potente que la heroína. Como resultado, muchos abusadores de metadona terminan en el hospital debido a la metadona y no a la heroína. Incluso tiene nombres conocidos en la calle como Dollies, Jungle Juice, Wafer, o mi favorito, *Chocolate Chip Cookies*, un nombre derivado de las clínicas que administran metadona espolvoreándola sobre galletas.

No puedo informar sobre los éxitos de mis estudiantes de consejería de adicciones en formación porque los viajes de trabajo dominaron mi vida durante una década. Tuve que renunciar a mi trabajo en Pensilvania cuando mi empresa comenzó las negociaciones para vender la división que me empleaba. Mi cazatalentos me encontró el mismo trabajo gestionando el desarrollo de medicamentos, pero para una empresa alemana que requería mi presencia en Alemania y el Reino Unido cada dos semanas y en California mensualmente. Ese horario no dejaba tiempo para lavar la ropa ni siquiera tener una cita, mucho menos para enseñar. La empresa alemana incluso compró mi casa de campo en Pensilvania para que no tuviera que perder tiempo vendiéndola. Podía concentrar toda mi energía en gestionar sus equipos internacionales de desarrollo de medicamentos.

Obviamente, he seguido de cerca la adicción a las drogas en EE. UU. y Europa, y un reciente informe del HHS me enseñó algo fascinante. El aumento del abuso de opiáceos en EE. UU. estuvo limitado a áreas más pobres y rurales durante décadas, pero ahora ha comenzado a extenderse también a áreas de clase media y alta. Mientras que las drogas se convirtieron en un sustituto para el estrés de las oportunidades económicas entre las poblaciones menos favorecidas, a medida que la sociología de la adicción a las drogas cambió, se extendió a poblaciones más favorecidas por razones distintas a ser un sustituto de la oportunidad económica. La gente lo usa para contrarrestar el estrés de los negocios, los viajes o la familia. Antes se consideraba un problema de los guetos urbanos, pero su uso se ha vuelto tan extendido que se ha convertido en un problema general, de toda la población. Más adelante mostraré que también se ha extendido a Europa.

La adicción a las drogas se reconoce y acepta como un problema médico, pero ahora podemos añadir que también se ha convertido en un problema sociológico. Todavía nos desafía cincuenta años después de que comenzamos con el mantenimiento de metadona, y el uso de opioides sigue extendiéndose.

La clase de Jersey City State que estaba enseñando comenzaba a moverse inquieta y miré mi reloj. Eran casi las tres de la tarde y, aunque todavía tenía su atención, mis pies comenzaban a dolerme y no estaba deseando conducir de regreso a Pensilvania, así que pregunté: "¿Alguna otra pregunta antes de terminar?"

Uno de los miembros de la clase dijo: "¿Enseñará algún otro curso durante nuestra certificación?"

"Desafortunadamente, no, pero he disfrutado hoy. Si tienen alguna pregunta, mi dirección de correo electrónico está en la pizarra. Gracias a todos."

Esa clase me dejó recuerdos dramáticos de ex-adictos trabajando arduamente para ayudar a otros, como lo que yo, un ex-profesor, intento hacer escribiendo sobre la adicción. Dije: "Gracias a todos."

Aplaudieron y se acabó.

Debo extrañar el contacto con los estudiantes porque todavía disfruto hablar sobre ello.

También he leído que la enfermedad mental y la adicción a los opioides con demasiada frecuencia coexisten en el mismo paciente. La idea no es que ambas condiciones se correlacionen, como discuto en otros lugares, sino que la enfermedad mental y el abuso de opioides se deben al mismo trauma juvenil.

La enfermedad mental es nuestra reacción a ese trauma, que nos hace incapaces de funcionar como adultos porque estamos luchando simultáneamente con el dolor, que incluye, pero no se limita a, la pérdida de un padre, el abuso por parte de un padre, una vida familiar disfuncional, el uso de drogas por parte de los padres o familiares, mientras luchamos con las tareas de la vida diaria. Los abusadores de drogas intentan atenuar el dolor psicológico que llevan eliminando todo sentimiento con las drogas. Me parece que quizás ambas enfermedades incluso se encuentran en un continuo.

Leí sobre una psiquiatra de Colorado, la Dra. Paula D. Riggs, quien estableció una organización que llamó *Encompass: Tratamiento Integrado de Salud Mental/Substancias*. Trata la enfermedad mental y la adicción a las drogas simultáneamente, aprovechando la idea de que ambas enfermedades coexisten.

No es tan mórbido como parece. (Mis intentos de ponerme en contacto con ella fracasaron).

Alrededor del 60% de los adictos, pacientes con TUS (Trastorno por Uso de Sustancias), presentan enfermedades mentales al mismo tiempo. La depresión, la ansiedad generalizada, el trastorno bipolar y el TEPT

(Trastorno de Estrés Postraumático) son algunas de las más comunes. La otra cara de la moneda es que aproximadamente el 60% de los que sufren problemas de salud mental también abusan de las drogas. Estas cifras son especialmente ciertas para los adolescentes, un pensamiento aterrador para aquellos de nosotros con hijos adolescentes. También apunta a otra preocupación sociológica: el abuso de opioides es más común entre los jóvenes.

Entonces, nos quedamos rascándonos la cabeza metafóricamente preguntándonos: "¿Causa una cosa a la otra?"

He enfatizado varias veces que la correlación no significa causalidad, por lo que nos vemos obligados a concluir que la enfermedad mental no necesariamente causa el abuso de drogas ni el abuso de drogas causa la enfermedad mental. En un capítulo posterior, discutiré cómo la tasa de homicidios y el consumo de helado aumentan en verano, pero uno no causa el otro. Ambos aumentan debido al clima más cálido del verano.

Tanto la enfermedad mental como el TUS son causados por algún tercer factor, algunos de los cuales ya he mencionado: traumas infantiles, abuso parental, incesto o violación, inestabilidad familiar, consumo de drogas en la familia, lesiones y trastorno de ansiedad generalizada. Tener un problema juvenil como uno de esos y pasar el resto de la vida tratando de dejarlo atrás, especialmente cierto para quienes sufren TDAH (Trastorno por Déficit de Atención e Hiperactividad).

¿Qué debemos hacer?

Obtener ayuda o ofrecer ayuda, más temprano que tarde. No tengas miedo de intervenir.

Trata el TDAH infantil, o si lo reconoces en el hijo de otra persona, llama la atención de los padres de ese niño. Si presencias abuso infantil, llama a la policía o a los servicios de protección infantil, es un servicio público. Si tu vida familiar es inestable, no la toleres, busca ayuda. Si está más allá de la ayuda, sepárate. No es culpa de tu pareja que no puedan llevarse bien, es la naturaleza... la naturaleza humana.

Para citar el sitio web del Instituto Nacional sobre el Abuso de Drogas (NIDA.NIH.GOV): "Aunque el consumo de drogas y la adicción pueden ocurrir en cualquier momento de la vida de una persona, el consumo de drogas generalmente comienza en la adolescencia, un período en el que suelen aparecer los primeros signos de enfermedad mental."

Siempre insisto, no esperes a que otra persona lo haga, lidera la carga. Habla con los padres, llama a las autoridades, ayuda al estudiante a buscar ayuda o habla con tu pareja. Como Peter, un adicto en recuperación que presento en un capítulo posterior, me dijo: deja tu ego afuera, junto con tus opiniones críticas. Luego ofrece tu ayuda.

La presencia de dos enfermedades, como la enfermedad mental y la adicción a las drogas, se conoce en medicina como comorbilidad.

Como dije antes, a pesar del nombre, no es tan mórbido como parece.

Hay un lado aterrador de la comorbilidad de TUS y enfermedad mental. Una revista médica (*BMC Psychiatry*), publicada en 2019, corrobora lo que dije antes. Los autores, investigadores en Suecia y Noruega, escribieron: "La mayoría de los pacientes tenían antecedentes familiares de disrupciones sociales en la infancia, condiciones domésticas destructivas, trastornos psiquiátricos y abuso persistente de alcohol y drogas." Luego concluyeron a partir de su estudio de más de mil pacientes que más de la mitad murieron prematuramente en comparación con la población general.

Entonces, la presencia de una enfermedad mental junto con el abuso y la adicción a los opioides, aunque no necesariamente sea una sentencia de muerte, aumenta el riesgo de muerte temprana.

Como dije, un concepto aterrador.

El artículo también demuestra que cuando la adicción a los opioides se extendió fuera de los guetos urbanos estadounidenses, no se detuvo cuando se extendió a poblaciones más favorecidas, sino que llegó hasta Europa. Ese artículo de *BMC Psychiatry* lo expresó de la mejor manera:

"Un estudio en nueve países europeos informó una proporción de mortalidad general de pacientes con TUS que abusaban de drogas ilícitas que era de 10 a 20 veces el nivel en la población general de la misma edad y género."

No es solo un concepto aterrador, es un hábito letal.

Más cerca de casa, las muertes por sobredosis de drogas también han comenzado a reflejar las antiguas divisiones raciales. Es casi paradójico que la epidemia de adicción a las drogas se haya extendido de las poblaciones menos favorecidas a las más favorecidas, pero también ha comenzado a enseñarnos que los adultos negros están más en riesgo que los adultos blancos.

Basé esa afirmación en un informe publicado en 2020 por los Centros para el Control y la Prevención de Enfermedades de EE. UU., titulado: *Las muertes por sobredosis de drogas aumentan, las disparidades se amplían.*

¿Disparidades? Cito el informe: "En los condados con más desigualdad de ingresos, las muertes por sobredosis en personas negras fueron más del doble que en los condados con menos desigualdad de ingresos en 2020."

Ese mismo año, "Las tasas de muerte por sobredosis en hombres negros mayores fueron casi siete veces más altas que en hombres blancos mayores…"

¿Qué está pasando? ¿Por qué los opiáceos matan a más hombres negros que hombres blancos?

Una de las teorías que el CDC plantea es la disponibilidad de atención médica. ¿Quizás es mejor entre la población blanca que entre la población negra?

El informe del CDC argumenta sutilmente en contra de eso con la estadística: "Las tasas de muerte por sobredosis para mujeres jóvenes nativas americanas e indígenas de Alaska fueron casi el doble de las de mujeres jóvenes blancas." Suponiendo que el Servicio de Salud para

Indígenas ofrece el mismo nivel de atención que la atención médica privada, ¿por qué las drogas matan a más mujeres nativas americanas que a mujeres blancas?

Quizás sea la disponibilidad o la frecuencia de la atención médica de emergencia. Eso podría estudiarse porque podría medirse.

¿Hay más drogas contaminadas con fentanilo ilícito asociadas con las muertes de personas negras? Eso también podría medirse.

La salud pública de EE. UU. se enfrenta a este aparente desajuste en las muertes por sobredosis de drogas que se asemeja a la educación superior en las décadas de los cuarenta y cincuenta en EE. UU. En una sociedad moderna, que parece haber terminado con la estupidez de la exclusión por raza, está acosada por un problema de salud pública sin una única causa.

Es más complicado que una simple prestación o disponibilidad de atención médica. El CDC informa por separado que la prevalencia de diabetes entre las personas negras es del 11.5% y del 7.7% para los blancos. La diabetes está más impulsada genéticamente que el uso ilícito de drogas, lo que sugiere, si podemos extraer alguna conclusión paralela de esas cifras, que las diferencias en las muertes por sobredosis de drogas podrían ser más una función fisiológica y no una función sociológica.

Algo está sucediendo y no lo entendemos muy bien. Se necesita más estudio.

Jugo de Planta

La historia bíblica antigua nos enseña un principio fundamental: el patriarca judío Abraham nació en Ur, la antigua ciudad sumeria que ahora forma parte de Irak. Los historiadores nos dicen que esos sumerios formaron la primera civilización moderna en la región a la que también nos referimos como Asia Menor. También se la llama Mesopotamia. Aprendimos en la escuela secundaria que Mesopotamia se traduce como "La Tierra entre los Ríos", y esos ríos son el Tigris y el Éufrates.

Una teoría sobre el origen de los sumerios es que fueron de los primeros humanos modernos que emigraron desde África, por lo que cuando decimos que los sumerios han vivido en esa región durante mucho tiempo, ha sido realmente mucho tiempo. La evidencia arqueológica nos enseña que los sumerios se establecieron en la zona hace al menos 5000 años, y la región donde se encuentran esos ríos, su confluencia, también se conoce históricamente como Babilonia, donde tuvo lugar la historia bíblica de Noé. Es allí donde la leyenda dice que salvó a todos los animales de una inundación, que aparentemente fue el nivel alto del agua asociado con esa confluencia de los ríos Tigris y Éufrates.

Parte de la evidencia física que los arqueólogos desenterraron incluye tabletas de arcilla sumerias de 5000 años de antigüedad que describen el cultivo de amapolas y la preparación del opio. Cinco mil años es mucho antes de que se compusiera el Antiguo Testamento, remontándonos al principio de la historia escrita. No solo es nuestro primer registro de las amapolas, es uno de nuestros primeros registros escritos intencionadamente de cualquier cosa, porque los sumerios también nos dieron la escritura, en forma de cuneiforme, para preservar pensamientos. Hemos evolucionado de las tabletas de arcilla húmeda al lápiz y papel, a las máquinas de escribir, a los ordenadores portátiles y los teléfonos móviles con reconocimiento de voz mientras luchamos por preservar pensamientos sin tratar de leer nuestra propia escritura. La mía siempre ha sido ilegible y la de mi hija de trece años también.

A lo largo de la larga historia del opio, el subidón que produce es un efecto que la droga cruda consistentemente genera. También lo llamo "buzz" o "colocón". Aunque ese subidón todavía sorprende a muchas personas, es parte de la razón por la cual el opio ha estado con nosotros desde antes de que se escribiera la Biblia. Hasta el día de hoy, las personas disfrutan y buscan ese subidón. En algunos círculos, como mencioné, los usuarios lo llaman un "buzz" y, cualquiera que sea el nombre que le den, invariablemente lo describen como algo placentero y bienvenido.

Las plantas de amapola son también las mismas flores que hemos asociado con la muerte y el entierro desde tan atrás como los egipcios. John McCrea escribió un poema en 1915 que comienza, "En los campos de Flandes soplan las amapolas…" Su poema conmemora una batalla de la Primera Guerra Mundial en Bélgica y señala por qué las amapolas son las flores que se reparten en el Día de los Caídos para recordarnos a los héroes caídos. Todo es tan pacífico y civilizado.

Normalmente, después de que las plantas producen sus bonitas flores de amapola y atraen a las abejas para que hagan lo que hacen, los pétalos de las flores caen y las plantas parecen quedarse firmes mientras todas las cápsulas de semillas verdes apuntan hacia arriba. Esas cápsulas de semillas aparecen como imágenes en las primeras esculturas clásicas porque las plantas de amapola están programadas por su constitución genética para esperar, por así decirlo, que sus cápsulas de semillas maduren, se sequen, se vuelvan marrones y se abran para dejar que el viento disperse las semillas de amapola que brotarán en primavera para producir la próxima cosecha. Los humanos han intervenido a lo largo de los años para cosechar esas semillas maduras y usarlas como especia para hornear, en bagels con semillas de amapola, por ejemplo, o en las deliciosas galletas de semillas de amapola de mi difunta abuela materna.

Pero de vez en cuando, algunas personas tienen ideas que no tienen nada que ver con el sabor de las semillas de amapola. Aquellos en el comercio de drogas han aprendido a cortar las cápsulas de semillas ligeramente mientras aún están verdes, lo que se llama hacer una incisión en las cápsulas, y luego esperar, generalmente durante la noche y a veces más tiempo. Muestro a continuación, las cápsulas exudan un material blanco, similar al látex, por la incisión y esa sustancia blanca se seca al sol. El material que las plantas rezuman se conoce como lágrimas de amapola en algunas culturas, y mi foto puede interpretarse como una imagen de cápsulas de amapola llorando.

Llamamos a esas lágrimas de amapola opio crudo.

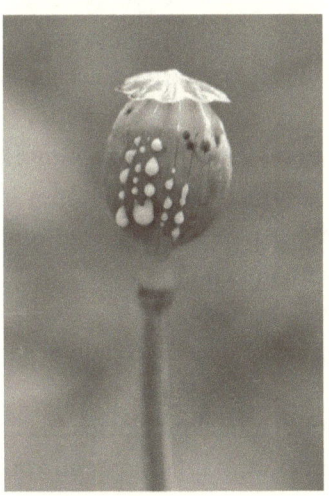

Hemos dado a las amapolas de opio el nombre latino *Papaver somniferum*, y esos sumerios descubrieron cómo cosechar esas lágrimas de amapola. Puedes ver cómo las plantas rezuman una sustancia lechosa, como vemos en la foto anterior, esa sustancia lechosa se conoce como opio crudo. No tenemos el nombre de quien descubrió ese pequeño truco de marcar la cápsula de semillas y recoger la sustancia lechosa, pero los cultivadores de amapola aún lo hacen de esa manera.

El cultivo de amapola se extendió desde Mesopotamia hacia el sur hasta Egipto y hacia el este, a lo largo de lo que se conoció como la

Ruta de la Seda, hasta China e India. No está claro si Marco Polo se encontró con el comercio de opio durante su estancia en China, pero de cualquier manera, el opio se comerciaba a lo largo de la Ruta de la Seda. China ha anunciado un gran proyecto para redefinir la antigua Ruta de la Seda para el comercio moderno. No está claro qué hará eso con el antiguo comercio de opio o incluso si lo identificarán, y mucho menos, reconocerán su existencia.

El opio y los productos basados en o diseñados alrededor de los químicos aislados de esa antigua planta de Oriente Medio han desarrollado un mercado internacional entre personas que de otra manera nunca se habrían conocido ni hecho negocios entre sí. Innovar en torno a los químicos de la planta se ha extendido por todo el mundo. Esos químicos incluyen la morfina, la codeína y la papaverina, y nos han dado nuestras modernas industrias químicas y farmacéuticas que emplean a decenas de miles de personas y comercializan opioides sintéticos a cientos de miles de ellas. Pero esos mismos químicos también nos han obligado a financiar fuerzas policiales bien armadas y a apoyar una base poblacional de personas enfermas que parecen repetir el mismo mantra: "Quiero dejar de usar esto, pero no puedo."

Siempre digo, la droga se apodera de ti y no te suelta. Eso es adicción.

Retrocediendo solo 2000 años, los egipcios incluso usaban opio como un remedio para la dentición de los niños, entre otros usos. Estoy seguro de que funcionaba bien, aunque su sociedad no sobrevivió tan bien. Quizás demasiados niños egipcios pasaron la dentición con cápsulas de semillas de opio.

Más recientemente, los griegos escribieron sobre el opio. Homero lo mencionó tanto en la *Ilíada* como en la *Odisea*. Escribió, en una traducción de su original griego en la *Ilíada*: "…ayúdame a llegar a mi negra nave, y corta la punta de la flecha, y lava la oscura sangre de mi muslo con agua caliente, y espolvorea hierbas calmantes con poder para curar en mi herida, cuyo uso dicen que aprendiste de Aquiles…" Sus "hierbas calmantes" indudablemente eran amapolas de opio.

Ceres, la diosa italiana del grano, de quien proviene el nombre de los cereales, tomaba opio para calmar su dolor. No sé qué la lastimaba, pero estoy seguro de que la droga curó lo que fuera, o al menos ella ya no se quejaba.

Los médicos árabes usaban opio y los comerciantes árabes lo introdujeron en China alrededor del año 800 d.C. Eso hace que el estereotípico fumadero de opio chino sea una exportación árabe, aunque veremos que Gran Bretaña también jugó un papel en su expansión por China.

La palabra *opio* proviene de la palabra griega *opion*, que se traduce aproximadamente como *jugo de planta*. Mi foto muestra cómo ese mismo jugo se exprime del fruto de la planta conocida como opio y nos tienta a repetir el adagio: "Los griegos tenían una palabra para ello." La droga morfina recibió su nombre de Morfeo, el dios griego de los sueños. Dado que los griegos nombraron la planta y su principal producto, tiene sentido que la producción de opio se extendiera rápidamente desde sus orígenes en Asia Menor hasta la antigua Grecia. Hay referencias griegas del siglo III a.C. al jugo de amapola. Ese escritor lo llamó meconio, una palabra que todavía usamos hoy en día, aunque ahora la usamos para describir la primera deposición de un bebé recién nacido. No está claro cómo llegó el opio a la antigua Sumeria y Egipto, pero es seguro concluir que el comercio de opio también ha existido durante al menos tanto tiempo como las personas han buscado ese jugo de amapola.

Es fácil perderse en quién usó el opio y hace cuánto tiempo lo hicieron, sin realmente entender qué es o cómo funciona.

Los sumerios fueron un pueblo muy creativo e innovador, aunque es difícil apreciarlo hoy en día debido a los gobiernos regionalmente inestables, las relaciones religiosas conflictivas y la aparentemente interminable guerra en la región que hoy incluye el actual Irak, Irán, Turquía y Siria. Turquía es el modelo de estabilidad en una región que no se conoce por ser estable.

Los sumerios desarrollaron características de la civilización moderna que damos por sentado, incluyendo, pero no limitándose a la rueda, que llevó a la invención del carro tirado por burros y que evolucionó directamente en bicicletas, trenes, tranvías, automóviles y camiones. También comenzaron a plantar y cosechar cultivos de cereales, como el trigo, y su éxito en el cultivo de estos también le dio el apodo de *Media Luna Fértil*. Como mencioné, inventaron la escritura en forma de un texto que hemos denominado *cuneiforme*, porque usaban un objeto puntiagudo para marcar pequeños triángulos en arcilla blanda y esos triángulos tienen forma de cuña. Todavía podemos ver sus mensajes hoy en los museos, incluyendo cómo usaban símbolos para contar, la matemática más temprana. Los historiadores nos dicen que los sumerios también inventaron el arco y fueron los primeros astrónomos porque comenzaron a observar el cielo nocturno. Eso llevó directamente a Galileo y a la ciencia de la astronomía. Nada mal para quienes también comenzaron, hace unos 3,400 años, a cultivar amapolas de opio, junto con su trigo. Luego comerciaron las semillas de amapola hacia el norte, hasta Grecia.

Avanzando en la historia unos mil años, Gran Bretaña colonizó India, primero a través de la Compañía Británica de las Indias Orientales, seguida por lo que se llama el *Raj Británico* desde 1858 hasta la independencia de India en 1947. *Raj* es hindi para "gobierno" y la raíz de la palabra *rajá*. Durante su dominio de la India, los comerciantes británicos intercambiaron opio indio por té chino. Eso no solo condujo a una adicción desenfrenada al opio entre los chinos, sino que también llevó a Gran Bretaña a luchar dos guerras del opio con China. El uso generalizado del opio en China resultó ser también en la misma época en que los trabajadores chinos comenzaron a venir a América. Esos nuevos inmigrantes chinos trajeron su opio con ellos.

Según el Museo de la DEA de los EE. UU., esos chinos del siglo XIX llegaron a América para trabajar en la fiebre del oro de California y en los ferrocarriles mientras el servicio de trenes se expandía rápidamente por todo el país hasta finalmente establecer un enlace ferroviario que unía la costa oeste con la costa este en 1869. Eso aceleró la expansión del opio desde California hacia el este, hasta Nueva York, quizás un efecto secundario inesperado de establecer un enlace ferroviario. Es sorprendente cómo el opio siguió la expansión del cambio sociológico y cultural.

Pero hasta el siglo XIX, todos los usuarios solo tenían opio crudo. Dejado al aire libre, la sustancia lechosa que exudaba la amapola se secaba y se volvía marrón, y las personas lo fumaban o lo masticaban. Hubo química involucrada para descubrir que el opio crudo era realmente una mezcla de drogas.

Explicaré cómo en los próximos capítulos.

Entonces, una planta de lo que ahora llamamos Oriente Medio se extendió por todo el mundo porque a la gente le gustaba lo que producía, pero estaban limitados a fumar la hierba o de alguna manera tomar la resina blanca.

De cualquier manera, buscaban el mismo colocón que los usuarios modernos buscan.

Morfina, Colorantes y Aspirina

El Nacimiento de la Industria Farmacéutica

En 1805, un farmacéutico alemán, Friedrich Wilhelm Sertürner, logró extraer morfina del opio. Demostró que la morfina tenía las mismas propiedades inductoras del sueño y los sueños que el opio, y concluyó, correctamente, que los efectos del opio se debían principalmente a su contenido de morfina.

Sería incompleto si no mencionara la transgresión de Sertürner al probar su morfina pura: la probó en un grupo de chicos de diecisiete años y en sí mismo. Miramos eso con la moralidad moderna y preguntamos: "¿Cómo pudo hacer eso?"

No hay una respuesta real, pero los chicos o chicas de diecisiete años no pertenecen a un ensayo clínico de opiáceos.

No obstante, Sertürner recibe el crédito por ser la primera persona en aislar una droga pura de una fuente vegetal, y su descubrimiento es uno de los factores en el crecimiento de una empresa farmacéutica moderna y reconocible.

Esa empresa farmacéutica comenzó cuando una familia alemana llamada Merck compró la Farmacia del Ángel en Darmstadt, Alemania, en 1688, y eventualmente se llamaron E. Merck y Compañía. Después de casi ciento cincuenta años de preparar medicamentos, hacia 1830, E. Merck comenzó a fabricar la morfina de Sertürner y se transformó de una antigua farmacia familiar en, posteriormente, un fabricante farmacéutico de medicamentos sintéticos.

Pero la compañía también se involucró en política y guerra a través de la expansión global. Veamos cómo sucedió eso.

En 1891, Georg Merck, uno de los hermanos que dirigían la compañía, vino a los EE. UU. y estableció una subsidiaria de E. Merck en Nueva York. La llamó Merck y Compañía, pero un año antes del armisticio que puso fin a la Primera Guerra Mundial, en 1917, el gobierno de EE. UU. confiscó la sucursal estadounidense de Merck y Compañía bajo la Ley de Comercio con el Enemigo de 1917, junto con una serie de otras compañías alemanas, por lo que hoy en día existen dos compañías llamadas Merck. Una es la gran empresa farmacéutica con sede en los EE. UU. que se llama Merck, y la otra es la compañía alemana que se llama E. Merck, Darmstadt. No están relacionadas, a pesar de haber sido fundadas por la misma familia.

La morfina transformó a E. Merck de una familia propietaria de una farmacia a dos empresas globales que sintetizan medicamentos.

Hablaré más sobre la morfina y la heroína en un capítulo posterior.

Una generación después de que Sertürner aislara la morfina, Sir William Henry Perkin fue otro inglés que consiguió su primer trabajo a los quince años. No era raro comenzar a trabajar a esa edad en la década de 1850, pero lo que logró aún me hace preguntarme: "¿Cómo lo logró? Un joven precoz".

Cambió la forma en que vemos el mundo, y lo hizo mientras buscaba otra cosa.

Perkin fue aprendiz de un químico alemán, August Wilhelm von Hoffmann, quien se mudó de Alemania a Inglaterra por invitación para fundar el Royal College of Chemistry. Von Hoffmann fue reclutado para ese puesto porque era eminente, habiendo estudiado bajo la tutela de Justus von Liebig.

Los estudiantes de química de secundaria conocen a von Liebig porque su nombre está asociado con su "Condensador de Liebig", utilizado en todo el mundo para condensar gases en líquidos. Me lo presentaron en la clase de química de secundaria, y es un artilugio simple con un tubo de vidrio en forma de espiral dentro de un tubo de vidrio más grande. Circulamos agua fría a través del tubo más grande para enfriar la espiral, lo que hace que el gas dentro de la espiral se condense y gotee por el extremo. Cuando un condensador de Liebig se hace muy grande, lo llamamos alambique, el tipo que la gente usa para hacer licor ilegal. Ha sido un artilugio muy útil desde que Liebig lo ideó.

Perkin era un precoz londinense del este con una inclinación por la química en 1853, cuando se unió a von Hoffmann como asistente de investigación, pero también tenía la curiosidad propia de un adolescente brillante. Von Hoffmann le asignó el proyecto de desarrollar quinina sintética y quería que Perkin usara alquitrán de hulla como material de partida.

Ese período al final de la Revolución Industrial fue mucho antes de nuestra era moderna, cuando comenzamos a "encender las luces" con un interruptor de pared, y mucho menos a preparar café y ver quién está en la puerta con aplicaciones de teléfonos móviles. Los hogares se iluminaban con luz de gas por la noche y las empresas producían el gas combustible para esas lámparas a partir del carbón. Calentaban el carbón hasta que liberaba lo que apropiadamente llamaron *gas de carbón*, lo recogían y lo vendían para que sus clientes lo quemaran para iluminar. Calentar el carbón para recolectar el gas de carbón dejaba a las empresas con un lodo negro que llamaban *alquitrán de hulla*, y posiblemente fue el primer residuo industrial.

La idea de von Hoffmann era sólida porque la quinina había sido un producto natural hasta entonces, extraído de la corteza del árbol peruano de la cinchona o quina, que le dio su nombre, y era un producto importante porque prevenía la malaria. Muchas colonias británicas se encontraban en climas tropicales a mediados del siglo XIX, el periodo de auge del colonialismo británico, por lo que eran grandes consumidores de quinina, ya que los climas tropicales abundan en malaria. Habría sido un éxito si Perkin hubiera logrado hacerlo con alquitrán de hulla, porque eso habría hecho de la quinina el primer medicamento hecho de algo distinto a una semilla, flor, planta o árbol, y el alquitrán de hulla, como subproducto, era barato, abundante y con gran potencial.

Extraer quinina de la cinchona también era costoso, por lo que quien inventara un sustituto sintético podía ganar mucho dinero, creando un doble incentivo, pero los experimentos de Perkin no iban bien, y cuando von Hoffmann estaba fuera del laboratorio, Perkin dejó que sus propias ideas se filtraran en el entorno científico cuidadosamente regulado. Era la era victoriana, después de todo, y estaba claramente incorregible.

Perkin eligió la anilina para su pequeño proyecto paralelo. Era una sustancia química descubierta veinticinco años antes por otro joven químico alemán.

La anilina también es la única sustancia química inexplorada que llevó al nacimiento de toda la industria de los colorantes. La ironía es que la anilina también comenzó como un producto vegetal, gracias a otro joven químico alemán que destiló plantas de índigo y obtuvo una sustancia que llamó *cristalina*. Otros investigadores después de él aislaron sustancias similares y varias de esas sustancias se volvieron azules cuando los investigadores trataron los aislados con lejía u otros productos químicos cáusticos. Alguien llamó a los productos azules *anilina*, por una planta llamada *anil* que, como otra fuente, también podía destilarse para obtener su índigo. El mentor de Perkin, von Hoffmann, nos enseñó que todos esos aislados azules eran la misma molécula: la anilina.

Perkin sustituyó la anilina por el alquitrán de hulla que estaba usando en sus experimentos e intentó extraer la anilina con alcohol. Esto volvió el alcohol de color púrpura, y cuando sumergió un trozo de seda en el alcohol púrpura, la seda absorbió el tinte púrpura. Lo llamó *malva* y había inventado inadvertidamente el primer tinte de anilina. Ni él ni nadie más lograron inventar una quinina sintética rentable.

Solo tenía 18 años cuando presentó una solicitud de patente para el tinte, y su padre vio su potencial y confió lo suficiente en él como para que establecieran un negocio llamado *Perkin and Sons*. Dentro de dos años de la patente, comenzaron a fabricar comercialmente el tinte malva y lo vendieron bajo el nombre comercial *Mauveine*. En cinco años, era un hombre rico, y en una década, la industria de los colorantes se había trasladado al otro lado del Canal, ya que la creciente industria se centraba en Alemania, Suiza y Austria. Perkin recibe el crédito por habernos dado toda la clase de productos químicos que todavía llamamos colorantes de anilina, y veremos que los colorantes de anilina nos llevaron a los productos farmacéuticos porque el proceso subyacente de crear colorantes a partir de productos químicos comunes es el mismo proceso que los químicos utilizan para crear medicamentos a partir de productos químicos comunes.

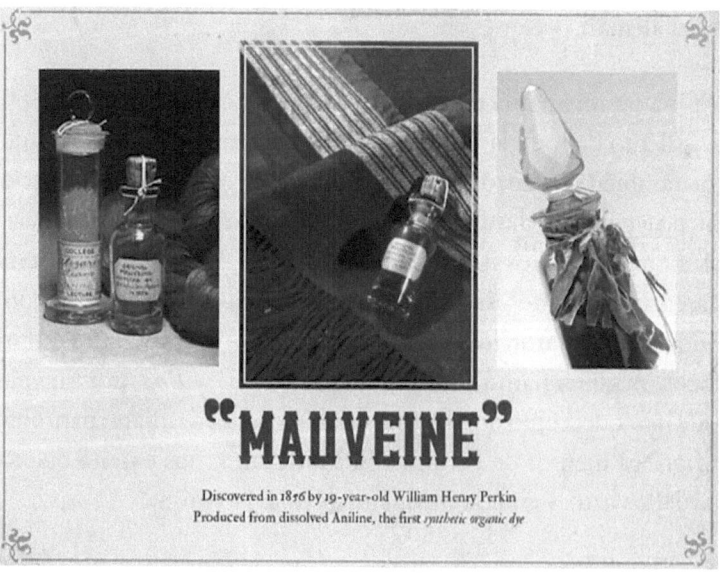

Una invención mecánica también jugó un papel en la historia de los opiáceos a mediados del siglo XIX. Las vías de administración de medicamentos se expandieron profundamente cuando un médico escocés, el Dr. Alexander Wood, inventó la jeringa de vidrio y la aguja hueca y comenzó a usar su invención para inyectar morfina en sus pacientes. Siempre afirmó que se inspiró para inventar la aguja y la jeringa al pensar en las picaduras de abejas, ya que las abejas usan sus aguijones huecos para inyectar veneno. Cualquiera que fuera su inspiración, nos dio la palabra *subcutáneo*, y describió su invención como la administración subcutánea. Inspiración de la naturaleza.

Sin embargo, su invento tiene una triste historia paralela. Wood inyectó a su esposa y ella murió de una depresión respiratoria inducida por la morfina. Posiblemente fue la primera muerte por una sobredosis inyectada… y fue administrada por el hombre que inventó la inyección de drogas.

Sin embargo, el momento fue adecuado para que la morfina pura encontrara un uso generalizado durante la Guerra Civil Estadounidense. De hecho, durante y después de la guerra, se estima que hasta 400,000 soldados eran adictos al opio. Era tan común que la adicción al opio se conocía como la "enfermedad del soldado", y durante la reconstrucción no era raro ver a veteranos con bolsas de cuero llenas de morfina colgadas al cuello y jeringas de vidrio con agujas. Esas útiles bolsas de cuero les fueron dadas supuestamente para el dolor, como parte de su baja del ejército, aunque mirando hacia atrás podemos pensar que si eran adictos al opio durante su servicio militar, simplemente se les permitió alimentar sus adicciones después del servicio. También es un caso de criticar acciones pasadas con la moralidad moderna, otro error.

Pero mencioné que los colorantes y la aspirina llevaron a la industria farmacéutica, y ya hemos visto los colorantes. Veamos la aspirina con una mirada lateral a mi propia trayectoria profesional.

BASF es una empresa alemana que comenzó como un fabricante de colorantes, conocida ampliamente hace una generación por su marca de cintas de video, y ahora como la empresa química más grande del mundo. BASF es un acrónimo de *Badische Anilin und Soda Fabrik*, que se traduce aproximadamente como *Fábrica de anilina y soda de Baden*.

Muchos de nosotros hemos oído hablar de la ciudad de Baden Baden, que ayuda a definir el centro geográfico de la región.

BASF también es la empresa matriz de mi antiguo empleador. Pero, volviendo a la aspirina.

Antes de trabajar para una subsidiaria de BASF, trabajé para una gran compañía farmacéutica estadounidense y me asignaron liderar una delegación desde nuestra sede en Main Line, Filadelfia, a Dresde, Alemania, para visitar una empresa llamada AWD (*Arzneimittelwerk Dresden* o *Fábrica de Medicamentos de Dresde*) para copresidir una discusión sobre la concesión de licencia de uno de sus nuevos medicamentos. Mientras caminaba por un vestíbulo hacia esa reunión, vi una placa de latón en la pared y me detuve a leerla porque soy un adicto a las placas de latón (perdonen mi descripción), y no puedo pasar junto a una sin leerla. Mi alemán era adecuado. La placa conmemoraba su descubrimiento de lo que ahora llamamos aspirina.

Me alegro de haberme detenido a leerla, pero mi anfitrión alemán me estaba esperando para comenzar la reunión y claramente estaba impaciente, a pesar de que yo había llegado a tiempo. "Guten Morgen, Herr Gold, vamos a empezar", dijo, asintiendo en mi dirección porque yo era el último en unirme a la reunión. Estoy seguro de que, bajo su aliento, murmuraba: "¡Amerikaner!"

Desde Dresde, un colega y yo tomamos un tren a Praga para el fin de semana.

Unas décadas después de dejar la industria farmacéutica, comencé a escribir sobre drogas y encontré una vieja tarjeta de presentación de AWD, la empresa que organizó mi reunión tantos años antes. Escribí al compañero cuyo nombre estaba en la tarjeta, recordándole quién era y la compañía que me empleaba en aquel entonces. Resumí: "…¿podría proporcionar algo de historia sobre el descubrimiento de la aspirina, tal como lo conmemora la placa en su vestíbulo?"

Estamos Sobredosificados

Él respondió: "Somos la empresa AWD Pharma en Dresde, y una de las raíces de nuestra compañía fue la antigua empresa química 'Chemische Fabrik von Heyden' en Dresde y Radebeul cerca de Dresde. Usted conoció una parte de esta empresa en 1997 cuando visitó Dresde". Me envió un libro, en alemán, documentando la rica historia de su empresa.

Todavía me sorprende que me recordara, y aún más, que siguiera allí cuando escribí. No pregunté qué impresión causé, pero aún tengo el libro y todavía lo consulto, aunque mi alemán está oxidado. Está ilustrado y eso ayuda.

Friedrich von Heyden fundó su empresa química en Radebeul, cerca de Dresde en el este de Alemania, en 1874. Dresde fue bombardeada intensamente durante la Segunda Guerra Mundial y estuvo bajo el régimen negligente de Alemania del Este durante cincuenta años después de la guerra. Su gran iglesia, la *Dresdner Frauenkirche* o Iglesia de Nuestra Señora de Dresde, seguía siendo un montón de escombros cuando estuve allí, aunque desde entonces la han reconstruido. Radebeul está a medio camino entre Dresde y Meissen, y también tenía imágenes de una excursión para visitar la fábrica de porcelana de Meissen. Nunca la hice y no tengo ninguna de sus porcelanas en mi colección. De hecho, todo lo que he coleccionado a lo largo de los años ha sido cristalería.

Nombró su empresa en honor a sí mismo, *Chemischefabrik von Heyden* o, en inglés, Fábrica Química de Heyden, y desarrolló una síntesis a escala industrial de ácido salicílico. Von Heyden colaboró con un químico de la Universidad de Marburg, quien había determinado la estructura del ácido salicílico, aislado de los sauces. Lo sintetizó, aunque a escala de laboratorio, y luego Von Heyden aumentó la escala de la síntesis para proporcionar una fuente de algo que pudiera vender. La síntesis química de medicamentos, como la síntesis de colorantes, es más fácil, más barata y más estandarizada que extraerlos de fuentes naturales, por lo que se siguió que la síntesis industrial de ácido salicílico era más deseable que continuar extrayéndolo de los sauces, la planta de jardín Spiraea o sus otras fuentes naturales.

Von Heyden hizo derivados del ácido salicílico y su *Chemische Fabrik von Heyden* comenzó a producir ácido acetilsalicílico en 1897. Conocemos el ácido acetilsalicílico como aspirina, pero él no, y llamó a su nuevo producto *Acetylin*, por la reacción química que utilizó para sintetizarlo.

Podría haber sido un éxito comercial, pero resultó ser el caballo que llegó en segundo lugar porque hoy en día nadie ha oído hablar de *Acetylin*.

Bayer, los alemanes lo pronuncian "Báier", fue fundada a casi 400 millas de distancia, en Barmen, Alemania. El mismo año en que von Heyden comenzó a fabricar *Acetylin*, Bayer también comenzó a producir ácido acetilsalicílico. Los cuadernos de laboratorio de Bayer muestran la fecha: 10 de agosto de 1897. Bayer le dio el nombre comercial que todos conocemos, *Aspirin*, y lo comercializaron con éxito. Dicen que el nombre se originó a partir de *Spiraea*, el arbusto de jardín común que es una de las otras fuentes de ácido salicílico, más una "A" por acetilo. El nombre perduró. Hoy diríamos que Bayer y von Heyden tuvieron una disputa de propiedad intelectual, pero entonces todos hemos oído hablar de la aspirina de Bayer y nadie ha oído hablar de *Acetylin*, por lo que tal vez solo fue un buen marketing de Bayer.

La historia de Bayer es que contrataron a un químico llamado Felix Hoffmann, sin relación con el mentor de Perkin, Von Hoffmann, y le asignaron el proyecto de desarrollar técnicas para agregar ácido acético, que se conoce por tener solo dos átomos de carbono y es el ingrediente activo del vinagre. El ácido acético y sus primos químicos se adhieren fácilmente a muchos productos químicos, así que para ver qué posibles productos nuevos o mejorados podrían resultar, Hoffmann agregó ácido acético al ácido salicílico, el producto de los sauces llamados *Salix* o de los arbustos en flor llamados *Spiraea*, como dije, ambas buenas fuentes de ácido salicílico. El ácido salicílico de la corteza de sauce tenía una reputación, desde los griegos, como un buen tratamiento para la fiebre y el dolor. El producto que Hoffmann hizo, lo etiquetó como ácido acetilsalicílico (comúnmente abreviado como ASA), y era mejor para curar dolores de cabeza que las extracciones de corteza de sauce y también más conveniente.

Conocemos el ácido acetilsalicílico como aspirina, y Bayer lo lanzó en 1899. Crearon el nombre comercial con una "A" por acetilo y "spirin" por *Spirea*.

Agosto de 1897 fue un buen mes para ese químico de Bayer porque continuó experimentando con el proceso químico conocido como acetilación. Ese es el nombre que se da al proceso de unir ácido acético, como dije, el ingrediente activo del vinagre, a otros productos químicos, y fue como hizo la aspirina, o como se conoce químicamente, ácido acetilsalicílico. Once días después de hacer la aspirina, añadió acetato a la morfina. Era el 21 de agosto de 1897, y otros empleados de Bayer lo probaron, y la leyenda dice que se sintieron heroicos, *heroisch* en alemán, así que Bayer le dio a su nuevo compuesto químico, llamado diacetilmorfina, el nombre comercial *Heroína*.

Probar creaciones químicas también encajaba con el viejo estereotipo de los químicos en todo el mundo; históricamente, todos probaban, se untaban o intentaban de alguna manera los productos químicos que inventaban. Ya no tanto, debido al riesgo inherente en los nuevos productos químicos.

Esto también conecta la aspirina con la heroína, ya que fueron inventadas por el mismo químico, con el mismo proceso y en la misma empresa.

Hablo sobre la heroína y la morfina en el próximo capítulo.

Morfina y Heroína

MORFEO ERA UN DIOS GRIEGO, y su contraparte romana era Somnus. Ambos estaban a cargo del sueño y los sueños. El nombre de Morfeo dio origen a la morfina, la primera droga pura aislada de una planta, mientras que el nombre de Somnus está asociado con el sueño: la primera palabra que viene a la mente es su pérdida, *insomnio*. Hablo de la historia de la morfina en varios lugares, en parte porque es muy interesante.

La heroína, les recuerdo, tiene un acento alemán, inventada por el mismo tipo que inventó la aspirina, la *Aspirina Bayer*.

Las estimaciones del abuso de morfina nos enseñan que el 10% de la población de los EE. UU. ha probado la morfina de forma recreativa y esa epidemia de abuso continúa. En los cuatro años entre 2004 y 2008, el número de adictos se más que duplicó en los EE. UU. y siguió aumentando desde entonces hasta hoy.

La morfina y la heroína, de hecho, todos los opiáceos y opioides son bien conocidos por inducir hermosos sueños, además de su tendencia a inducir el sueño. Esos sueños los llamamos alucinaciones.

Samuel Taylor Coleridge, entre otras figuras históricas, es bien conocido por haber abusado del opio. Escribió en *Kubla Khan*, con una imaginería alucinatoria presumiblemente inspirada por un sueño de opio:

> *Una doncella con un dulcimer*
> *En una visión una vez vi:*
> *Era una doncella abisinia*

Estamos Sobredosificados

Y en su dulcimer tocaba,
Cantando del Monte Abora.
¿Podría revivir en mí
Su sinfonía y canción,
Tal deleite profundo me ganaría

Hasta 1817, solo el opio crudo, simplemente jugo seco de la planta de la amapola, era el opiáceo disponible y la gente lo fumaba en una pipa o en una narguile o lo masticaba. Ese jugo de planta seca fue la droga principal en el comercio de drogas durante sus primeros miles de años, y uno de los efectos del opio que destacaba era su capacidad para inducir el sueño. La planta de la amapola fue comercializada, los países invadidos y el sueño creado. Los filisteos introdujeron la planta de la amapola, junto con el comino, en el Reino de Judá hace 3000 años.

Como mencioné, Friedrich Wilhelm Adam Sertürner extrajo la morfina del opio y demostró que tenía las mismas propiedades que el opio, es decir, inducir el sueño, por lo que la llamó *morfium*, en honor a Morfeo. Concluyó correctamente que el sueño causado por fumar opio se debía a la morfina contenida en el opio. Era 1805 y fue el primero en sugerir que muchas plantas tenían productos químicos activos que podíamos extraer, y continuamos haciéndolo hasta hoy. Como expliqué, el aislamiento de la morfina fue uno de los desencadenantes del surgimiento de nuestra industria farmacéutica.

Tengo mis reservas sobre cómo Sertürner mostró la actividad de su extracto, ya que se lo administró a chicos de diecisiete años y, al mismo tiempo, lo tomó él mismo. Aplicando nuestra moralidad moderna, lo que hizo fue inmoral en varios niveles.

Sin embargo, fue la primera persona en aislar una droga pura de una fuente vegetal, y su descubrimiento sentó las bases del nacimiento de la industria farmacéutica. Incluso tenemos un término moderno para la morfina aislada del jugo de amapola; la llamamos un *producto natural*, como la cafeína del café, el azúcar de la caña de azúcar, la atropina de las flores de belladona o la digitalina de la dedalera.

También hablé sobre el uso de la morfina durante la Guerra Civil de EE. UU. en un capítulo anterior. La adicción en el ejército se destacó nuevamente durante la Segunda Guerra Mundial cuando se inventó la *syrette* por la antigua *E.R. Squibb & Sons*. Fueron mis primeros empleadores después de mi graduación universitaria, antes de irme a Boston para asistir a la escuela de posgrado. La *syrette* fue la primera introducción de un dispositivo de inyección de un solo uso, cargado con una dosis medida de medicamento. Después de inyectar al soldado, el médico o enfermero asistente prendía la *syrette* al cuello del soldado como señal de que ya había recibido una dosis de morfina. Anunciaba: "Está dosificado. No lo dosifiquen de nuevo". El sexismo estaba muy presente hace ochenta años, y los soldados en combate durante la Segunda Guerra Mundial eran todos hombres.

Big-Pharma es como describimos la industria farmacéutica (antes de la biotecnología), y la morfina ayudó a fundarla.

La morfina induce hermosos sueños.

De cualquier manera, la *syrette* prendida en el cuello del soldado anunciaba visualmente: "No lo dosifiquen de nuevo".

El papel de la morfina en la producción de dependencia física depende de la forma en que se use. Si se toma como una droga recreativa, los usuarios mostrarán tolerancia a sus efectos, comenzarán a dosificarse con más frecuencia y continuarán usándola para evitar los temidos síntomas de abstinencia. Ese patrón de dosificación causa adicción de manera confiable y reproducible.

Sin embargo, si la morfina se administra a pacientes con cáncer para reducir su dolor, los pacientes aún exhiben tolerancia y dependencia física. La distinción con esta población de usuarios es que los pacientes rara vez muestran un uso recreativo o continuado y su motivación es evitar el dolor, no buscar un subidón.

Encontré una publicación del NIH titulada *Desarrollo y Validación de la Medida Actual de Uso Inadecuado de Opioides*. Había siete autores enumerados, todos científicos. Escriben: "A pesar de la atención internacional para mejorar el manejo del dolor, el alivio inadecuado del dolor es un problema serio de salud pública". Se referían al uso de opiáceos en los pacientes con cáncer que mencioné, así como a los pacientes no oncológicos que discuto en otros lugares.

Continuaron diciendo: "También es importante para el tratamiento exitoso del dolor crónico no relacionado con el cáncer poder monitorear frecuentemente a los pacientes con regímenes de opioides e identificar a aquellos pacientes que exhiben comportamientos continuos de abuso", pero también concluyen: "Los opioides probablemente continuarán desempeñando un papel crítico en el tratamiento y manejo del dolor crónico no oncológico".

Por lo tanto, centraron su investigación en validar una técnica de entrevista para identificar a los pacientes con dolor crónico que muestran comportamientos de abuso. Es una tarea vital, pero compleja, que camina por la delgada línea entre la humanidad bondadosa y la habilitación amateur.

También señala las limitaciones del uso de opiáceos. La morfina y otros opiáceos no tratan las afecciones subyacentes, solo el dolor que esas lesiones o enfermedades causan. Incluso se vendió sin receta hasta que fue clasificada como una sustancia controlada en 1914.

Las estimaciones publicadas sobre el abuso de morfina nos enseñan que el 10% de la población de EE. UU. ha probado la morfina de forma recreativa.

La década de 1930 recibió un punto de exclamación cuando, en 1939, el médico de Sigmund Freud lo mató por sobredosis a petición del propio Freud, un suicidio asistido por un médico. El famoso psiquiatra sufría de dolor por el cáncer de mandíbula, y eligió la muerte como tratamiento permanente para el dolor.

He mostrado que la heroína ha existido durante más de un siglo y su uso estuvo prohibido en los EE. UU. durante la mayor parte de ese tiempo. A pesar de eso, sigue siendo un problema. Hoy, en los EE. UU., la llamamos una droga de la Lista 1, definida por la ley como con un alto potencial de abuso y sin uso médico. ¿Cómo puede algo que es ilegal importar, fabricar o vender, y peligroso de consumir, seguir siendo un éxito de ventas, cuando venderlo puede resultar en arresto y usarlo puede matar al usuario?

Uno de sus nombres callejeros es "caballo", y no es un ganador, no apuesten por él.

Primero, hay una cadena de suministro que ha crecido sin control. La mayor parte de la heroína vendida en los EE. UU. proviene de México y Sudamérica, con un poco que llega desde Afganistán, aunque esa fuente está disminuyendo. Claramente, está siendo contrabandeada, pero a medida que nuestras fronteras se sellan más y más, parecen cada vez más porosas. La disminución de la inmigración desde América Latina no disminuyó la disponibilidad de heroína, por lo que estaba claro que esos inmigrantes no traían la heroína en su equipaje. Llega de alguna otra manera, generalmente en las espaldas de inmigrantes ilegales que cruzan la frontera en medio de la noche o escondida en los camiones y coches que cruzan la frontera.

La heroína sigue siendo un problema porque todavía hay un mercado para ella, y ese mercado, hasta hace muy poco, continúa siendo estimulado por cómo funciona; es un opioide que produce un subidón placentero. Las personas que han experimentado ese subidón lo buscan nuevamente. Encontré un artículo que decía que un subidón de heroína es como el amor.

La Agencia de Control de Drogas (DEA) emitió un comunicado de prensa en diciembre de 2019 titulado: *Más de 1,2 millones de dólares en heroína incautada; 15 acusados durante operación vinculada a 15 sobredosis, tres fatales*. Esa incautación fue en Long Island, Nueva York, dejando claro que todavía hay un gran mercado, y la ubicación muestra cómo su uso se ha extendido a los suburbios.

La heroína fascina mi lado científico debido a cómo funciona. Los usuarios ingieren o inyectan heroína y sus cuerpos la convierten inmediatamente en morfina. Aparece en la orina de los usuarios como morfina. Eso también es un poco desconcertante, porque la heroína es dos veces más potente que la morfina, es decir, una dosis de heroína pesa la mitad de una dosis de morfina, sin embargo, nuestros cuerpos convierten la heroína en morfina y los usuarios dicen que, lo que es efectivamente una dosis más baja, todavía les da un subidón. Sospecho que el subidón proviene del inicio más rápido de la heroína, porque no puede provenir de una dosis más baja.

La morfina fue el primer producto natural aislado de una planta. La heroína fue uno de los primeros medicamentos completamente sintéticos elaborados. La morfina se usa médicamente. La heroína es abusada.

¿Cómo Entra Tanta Heroína y Fentanilo en EE. UU.?

China y los Opioides

El opio no es originario de China. Es originario de Turquía y la región que la rodea, y más tarde fue importado a China. Eso deja abierta la pregunta de cómo, 1500 años después, China se convirtió en la principal fuente de fentanilo ilícito que se introduce de contrabando en América del Norte.

Volvamos un par de siglos atrás. Rara vez en la historia un negocio de drogas ha llevado directamente al liderazgo en el comercio corporativo y, desde ese liderazgo comercial, directamente a una guerra. Luego, con financiación del contrabando de heroína, ese líder comercial dominó el comercio en su región. El gigante asiático Jardine Matheson hizo eso y más, aunque esto no pretende ser una acusación, solo mostrar cómo ha evolucionado el comercio mundial.

El gigante corporativo Jardine Matheson fue fundado por el médico William Jardine, formado en Edimburgo, nacido en 1784. Se convirtió en cirujano en los barcos de la Compañía Británica de las Indias Orientales que comerciaban en las aguas del Océano Índico y más allá. La Compañía Británica de las Indias Orientales, fundada en la India en el siglo XVII, gestionaba ese comercio. Fue una empresa que llevó directamente a la colonización total de la India por parte de Gran Bretaña, que se conoció como el Raj Británico durante su gobierno colonial.

Jardine se asoció con James Matheson, también escocés, y juntos se convirtieron en los mayores importadores de opio, procedente de la India y luego introducido de contrabando en China. Vender opio a Jardine Matheson, quienes a su vez lo vendían a China, mantenía al gobierno británico a distancia del narcótico, pero aún así comerciaba y se beneficiaba del contrabando de opio.

El opio fue introducido en China a través del comercio con los mercaderes árabes en la dinastía Tang, mucho antes de Jardine Matheson. Los Tang gobernaron entre 618 y 907. No tenían relación con la bebida Tang que ha estado en el mercado desde la década de 1950.

El comercio de opio con los árabes fue pronto suplantado por los portugueses después de que Vasco de Gama emprendiera sus épicos viajes a la India y el Oriente. Los portugueses se establecieron en Macao a mediados del siglo XVI y se hicieron cargo por completo del comercio de opio, aunque la mano de Gran Bretaña seguía involucrada, a pesar de su forma de comerciar sin intervenir directamente.

El uso principal del opio en ese entonces era como afrodisíaco, aunque no tengo información sobre cuán efectivo era para esa indicación. También se promocionaba para la ansiedad y el dolor y su uso se extendió lentamente pero de manera constante durante los siguientes 900 años. Para el siglo XVIII, el tabaquismo se había extendido desde América del Norte y fumar enseñó a los chinos una nueva forma de consumir opio, porque hasta entonces lo tomaban por vía oral. Fumar en pipa, introducido por los europeos, encontró su camino hacia China antes de los cigarrillos, pero no pasó mucho tiempo para que los cigarrillos de Carolina del Norte reemplazaran el uso de la pipa. Eso aumentó la adicción y se aprobó la primera de varias leyes que prohibían las importaciones de opio. Esas leyes tuvieron muy poco efecto en la propagación del hábito abusivo.

En su libro, *1493* [Vintage Books, 2011], el escritor Charles C. Mann dijo, al referirse a los agricultores durante la dinastía Qing: "mezclaban su tabaco con opio". Eso suena casi como el concepto moderno de encontrar muchas drogas ilícitas mezcladas con fentanilo.

Los EE. UU. comenzaron a comerciar con China después de la Revolución de 1776 y se convirtieron en grandes importadores de té chino. Fue durante ese tiempo que las teorías de libre comercio del escocés Adam Smith también se hicieron ampliamente conocidas, incluidas sus observaciones de que "…la competencia puede llevar a la prosperidad económica".

Cien años después, los comerciantes portugueses continuaron su patrón de comprar opio en la India y comerciarlo con China con un gran margen de beneficio. Eso también atrajo a los EE. UU. a esa parte del comercio internacional.

Hace años, visité Mumbai (todavía se llamaba Bombay) y vi de primera mano el uso continuo y extendido del inglés en la región que rodea la ciudad, un remanente de la era colonial del Raj Británico. También visité Goa, que mostraba evidencia de su historia como colonia de Portugal a través del persistente dialecto portugués local y de los sacerdotes católicos caminando por la calle. Portugal introdujo el catolicismo en la India y muchos católicos indios hoy en día aún tienen apellidos con sonido portugués, especialmente en las regiones alrededor de Mumbai y Goa.

El comercio de opio de Gran Bretaña coincidió con una creciente demanda mundial de sedas, té y porcelana chinas, pero ese comercio terminó en una sola dirección, resultando en un desequilibrio comercial con China porque China se negó a importar los productos manufacturados de Europa e intentaron prohibir el opio, forzándolo a una operación de contrabando aún mayor. Ese comercio comenzó alrededor de 1820 y continuó desde allí. Como un aparte, la porcelana china también es la razón por la cual un juego de nuestros platos se conoce como "un juego de China".

En su libro cuidadosamente investigado, *The Opium War* [Abrams Press, 2021], Julia Lovell dijo: "La mayor parte de las ganancias fue a parar a los bolsillos del gobierno británico, cuyos agentes en Asia controlaban la producción de opio en Bengala. La Compañía Británica de las Indias Orientales no ensuciaba públicamente sus manos llevando la droga a

China. Encargaba y gestionaba plantaciones de adormidera en cientos de miles de acres en la India… Finalmente, supervisaba el embalaje de la droga en cajas de madera de mango, su envío a Calcuta y su subasta." Continuó diciendo: "Los misioneros se convirtieron en aliados naturales de los contrabandistas."

De 1644 a 1912, China fue gobernada por la dinastía Qing y la población fue cada vez más disfuncional debido a la adicción generalizada y creciente al opio introducido de contrabando por los británicos para pagar el té, la porcelana y las sedas que el mundo occidental apreciaba.

Gran Bretaña se cansó de la renuencia china a importar cualquier cosa, especialmente el opio indio, por lo que invadieron China en lo que se conoce como la Primera Guerra del Opio. Esas hostilidades se resolvieron con el Tratado de Nankín en 1842, entre Gran Bretaña y China. EE. UU., un año después, firmó el Tratado de Wangxia, que, entre otras garantías, otorgó a los estadounidenses el derecho a poseer tierras en los llamados cinco puertos del tratado, uno de los cuales era Shanghái, la ciudad que llevó a la expresión "Fui secuestrado en Shanghái". De manera similar, Hong Kong se convirtió en colonia británica, al igual que Macao fue a Portugal. Citando nuevamente a Julia Lovell: "En China hoy, la Guerra del Opio es la inauguración traumática de la historia moderna del país… pero también el comienzo del siglo de humillación de China."

La dinastía Qing no observó los tratados en la medida en que las potencias occidentales esperaban, y en 1857, Gran Bretaña atacó nuevamente las ciudades portuarias chinas en lo que se conoce como la Segunda Guerra del Opio. Eso llevó, un año después, a que China concediera a Francia, Rusia y EE. UU. tratados que garantizaban los mismos derechos que Gran Bretaña se garantizó a sí misma atacando a China. Charles Mann escribió: "Las fuerzas británicas difundieron libremente el opio que el gobierno había ido a la guerra para excluir."

Entre los derechos otorgados por esos tratados, la isla de Taiwán se convirtió en un puerto abierto para el comercio occidental. Durante décadas, la isla fue conocida como Formosa, un nombre derivado de los portugueses que, en 1542, la describieron como Isla Hermosa (*Ilha Formosa*). Después de que China adoptara el comunismo y el régimen autoritario, Taiwán se conoció como la República de China, mientras que el continente se refería coloquialmente como China Roja.

Jardine Matheson se convirtió en un gigante corporativo con sede en Hong Kong y sus múltiples negocios ya no incluyen el opio.

Lovell escribió: "el puritanismo narcótico de los dos grandes dictadores del siglo XX en China, Chiang Kai-shek y Mao Zedong, ambos enemigos públicos jurados del opio, ambos financiados con ganancias del comercio de drogas."

Charles C. Mann enfatizó el papel de las drogas en la política china. Escribió: "Algunos de los mayores productores eran los descendientes británicos de los oficiales militares nacionalistas que huyeron de la toma de Pekín por Mao Zedong en 1949. Fueron acompañados y en cierta medida reemplazados en la década de 1960 por guerrilleros de los levantamientos comunistas en Birmania. Pekín estaba subvencionando a estos guerrilleros, sus esfuerzos simultáneos para acabar con el tráfico de drogas del Triángulo Dorado fueron, como era de esperar, menos que exitosos."

Más del noventa por ciento de la heroína en EE. UU. hoy en día es introducida de contrabando desde México. La mayoría de ella es heroína hecha con opio chino. De hecho, en 2019, China condenó a uno de sus ciudadanos a muerte por dirigir un laboratorio que producía fentanilo, luego introducido de contrabando en grandes cantidades en EE. UU. Las autoridades chinas incluso cooperaron con la ley estadounidense, aunque más tarde suspendieron su ejecución y no tengo seguimiento sobre si fue ejecutado. El fentanilo y la heroína todavía llegan desde México, y la DEA aún dice que su origen es China.

Menos del diez por ciento del opio ingresa a EE. UU. desde Afganistán, que junto con Turquía, es el hogar ancestral de la adormidera.

"Las incautaciones de heroína casi siempre son a través de los puertos de entrada y, ya sea llevadas en una parte oculta de un vehículo o por un individuo", testificó el Comisionado de Aduanas y Protección Fronteriza, Gil Kerlikowske, ante un comité del Congreso de EE. UU. Continuó agregando: "No incautamos mucha heroína que cruza la frontera por el Patrullaje Fronterizo, creo que se debe a que hay muchos riesgos para los contrabandistas y la dificultad de tratar de pasarla de contrabando".

La DEA de EE. UU. informó de manera similar en 2016 en su Evaluación Nacional de Amenazas de Drogas: "Las drogas ilícitas son introducidas de contrabando en los Estados Unidos en compartimentos ocultos dentro de vehículos de pasajeros o mezcladas con mercancías legítimas en remolques de tractores".

En cambio, la BBC informó el año pasado (2021) que Afganistán es responsable de más del 80% del suministro de opio del mundo, pero casi todo fuera de EE. UU.

Debemos entender cómo la heroína y el fentanilo pueden ser tan fácilmente ocultados.

Son drogas potentes, o, como decía el viejo anuncio del tratamiento capilar Brylcreem: "Un poco es suficiente". Como resultado de esa alta potencia, los envíos de contrabando no son muy grandes, lo que los hace aún más difíciles de detectar.

Durante mi investigación, encontré un informe en una publicación académica de 1961 conocida como *Journal of Pharmacology and Experimental Therapeutics* que nos permite hacer algunos cálculos aproximados. Los autores afirmaron que la dosis clínica de morfina es de 10 mg y concluyeron que una dosis analgésica similar de heroína era de dos a cuatro veces menor que la morfina. "La cantidad de heroína necesaria para igualar la potencia analgésica de la morfina (10 mg) en las comparaciones grupales oscila entre 2,3 y 5,2 mg". A partir de sus datos, digamos que la heroína es aproximadamente cuatro veces más potente, así que estableceré la dosis clínica de heroína en 2,8 mg, para facilitar mis cálculos. Hay 28 gramos en una onza, lo que equivale a 28.000 mg porque hay 1000 mg en un gramo. Eso hace que aproximadamente diez milésimas de una onza, o 2,8 mg, sean suficientes para una dosis humana.

Puedes comenzar a ver cómo pequeñas cantidades se multiplican para dosificar a un gran número de usuarios.

Con esos cálculos, una onza de heroína tratará por lo tanto a diez mil personas. Hay 32.000 onzas de heroína en una tonelada de la sustancia y si diez mil personas por onza pueden abusar de ella, entonces 320 millones de personas pueden abusar de una tonelada. Esa es toda la población de EE. UU.

Las agencias gubernamentales estiman que se introducen 100 toneladas al año en EE. UU. Cien toneladas son menos de tres contenedores de almacenamiento que viajan en la parte trasera de semirremolques, toda la cantidad de heroína introducida de contrabando en EE. UU. anualmente. Por eso las cantidades de contrabando son pequeñas, debido a la potencia de la heroína.

Eso también hace que la pequeña dosis de heroína sea un gran problema, tanto a nivel nacional como, con la droga saliendo de Afganistán dirigida al resto del mundo, internacionalmente también.

Es fácil de ocultar.

El pequeño tamaño del paquete de heroína de contrabando señala otro problema. Muchas recetas médicas en los EE. UU. se envían por correo. Si lo pensamos bien, las tabletas o cápsulas están en un contenedor de plástico cerrado, tal vez con el contenedor dentro de un sobre acolchado. El Servicio Postal de los Estados Unidos solo puede inspeccionar una pequeña fracción del correo, por lo que la mayoría de las recetas de opioides enviadas por correo llegan al destinatario. Creo que el envío de opioides por correo debería ser una actividad del pasado y no del futuro, al menos hasta que tengamos un mecanismo para inspeccionar todo el correo con una tecnología que yo llamo "tecnología de olfateo". Debe ser capaz de "olfatear" decenas de miles de paquetes a diario.

El problema de la heroína se magnifica cuando se mezcla con fentanilo. El fentanilo es 100 veces más potente que la morfina, por lo que si la dosis de morfina, como mencioné antes, es de 10 mg, la dosis de fentanilo es 1/100 de eso, o 0,1 mg. Eso es una décima parte de un mg o 100 microgramos. Un microgramo es una millonésima de gramo. No es mucho.

Según la Administración de Control de Drogas de EE. UU., o DEA (https://www.dea.gov/resources/facts-about-fentanyl), "El fentanilo ilícito, principalmente fabricado en laboratorios clandestinos extranjeros e introducido de contrabando en los Estados Unidos a través de México, se está distribuyendo por todo el país y se vende en el mercado ilegal de drogas. Estudios separados muestran que el fentanilo que se introduce de contrabando desde México proviene de China, junto con el opio. El fentanilo se mezcla con otras drogas ilícitas para aumentar la potencia de la droga y el producto se vende en forma de polvos y aerosoles nasales, y cada vez más se prensa en píldoras falsificadas para parecer opioides legítimos recetados."

Un informe separado de inteligencia no clasificado de la DEA, *Fentanyl Flow to the United States*, informó: "A partir del 1 de mayo de 2019, China controló oficialmente todas las formas de fentanilo como una clase de drogas. La implementación de la nueva medida incluye investigaciones en áreas conocidas de fabricación de fentanilo, controles más estrictos en sitios de internet que publicitan fentanilo, una aplicación más rigurosa de las normativas de envío y la creación de equipos especiales para investigar pistas sobre el tráfico de fentanilo. Estas nuevas restricciones tienen el potencial de limitar severamente la producción y el tráfico de fentanilo desde China. Esto podría alterar la posición de China como proveedor tanto para los Estados Unidos como para México."

Ese informe de inteligencia no clasificado continuó diciendo: "En 2017, la DEA proporcionó información a la Dirección de Inteligencia de Ingresos de la India, lo que resultó en el desmantelamiento de un laboratorio ilícito de fentanilo en Indore, India, en 2018."

A pesar de la represión de China sobre la producción de fentanilo y la competencia de la India, la DEA concluyó: "El flujo de fentanilo hacia los Estados Unidos en el futuro cercano probablemente continuará diversificándose." Diversificación en este caso significa ser introducido de contrabando en pequeños lotes escondidos en automóviles o camiones, o ya mezclados con otras drogas.

La fabricación ilícita de fentanilo tiene un problema adicional. ¿Cómo puede un laboratorio mantener la precisión suficiente en sus mediciones para garantizar la seguridad de los seres humanos al consumir la droga? Esto es especialmente importante considerando la potencia del fentanilo.

Cuando dirigía mi propio laboratorio, tenía una balanza electrónica de $2000 que podía medir de manera segura y confiable 1,0 mg. Los laboratorios clandestinos no tienen una balanza de ese tipo, por lo que su control de calidad y confiabilidad son inexistentes. Una dosis de 1,0 mg de fentanilo podría tener un margen de error del doble, y una dosis de 2,0 mg podría ser letal en una persona pequeña.

Como mencioné, el fentanilo puede magnificar el problema de la heroína, especialmente cuando se mezcla con heroína para aumentar su potencia, permitiendo al traficante sacar más rendimiento, por así decirlo, de su suministro de heroína. Porque la cantidad de fentanilo que el traficante añade podría ser una dosis letal.

Como dice la DEA, "Un kilogramo de fentanilo tiene el potencial de matar a 500.000 personas". Un kilogramo son dos libras y media. No es mucho, y es fácil de introducir de contrabando como parte de una carga de remolque de un camión o escondido bajo el tablero de un automóvil.

Aquí tienes la traducción en español castellano natural:

La DEA informa además: "Las organizaciones de tráfico de drogas suelen distribuir fentanilo por kilogramo (1000 gramos). Como aprendimos en el párrafo anterior, un kilogramo de fentanilo tiene el potencial de matar a 500.000 personas."

La DEA continuó citando al Centro para el Control de Enfermedades, o CDC: "Según el CDC, los opioides sintéticos (como el fentanilo) son el principal impulsor de las muertes por sobredosis en los Estados Unidos.

Comparando los 12 meses que terminaron el 31 de enero de 2020 con los 12 meses que terminaron el 31 de enero de 2021, durante este periodo, las muertes por sobredosis relacionadas con opioides aumentaron un 38.1 %," alcanzando la impactante cifra de 100,000 muertes innecesarias. En 2022, el total continuó aumentando y ronda las 108,000 muertes innecesarias. Es una tasa de mortalidad que no muestra signos de disminuir y durante una década ha seguido aumentando cada año.

El fentanilo chino no solo se incorpora como un contaminante en la heroína, sino que también las fábricas están produciendo copias de tabletas de fentanilo recetadas y enviándolas al extranjero.

Hay informes recientes que indican que el fentanilo se mezcla en otras drogas con tanta frecuencia que se le culpa de la mayor parte de las muertes por sobredosis en los EE. UU. La fuente del fentanilo está verdaderamente diversificada; los usuarios pueden comprarlo a través de las redes sociales, como Facebook e Instagram.

Eso es irónico, porque la popularidad de las redes sociales creció como un sustituto del contacto social disminuido que los estadounidenses comenzaron a mostrar. Las redes sociales nos permitieron establecer y mantener contacto social con desconocidos, aunque fuera de manera electrónica. La pérdida de contacto social se culpa del aumento en el uso de opioides, lo que sugiere que las redes sociales deberían mitigar el consumo de drogas. Sin embargo, las redes sociales se han convertido en el nuevo distribuidor de drogas, completamente opuesto a nuestras expectativas, y esa modalidad se culpa del aumento en la tasa de muertes por sobredosis entre los jóvenes.

Es a la vez irónico y paradójico que se pueda dedicar tanto esfuerzo para vencer la distribución de fentanilo mientras, al mismo tiempo, los ejecutivos que gestionan las ventas legales de fentanilo, comercializado por una empresa farmacéutica como Subsys e introducido para tratar el dolor del cáncer, puedan ser castigados por la promoción excesiva.

La empresa es Insys, con sede en Arizona, uno de cuyos fundadores, John Kapoor, fue condenado a prisión en 2020 por cinco años y medio por comercializar de manera demasiado agresiva el spray de fentanilo sublingual. Otros oficiales de Insys fueron sentenciados a penas de prisión más cortas.

Es paradójico porque, mientras Estados Unidos presionaba internacionalmente por reducir las importaciones de fentanilo, seguía siendo promovido legalmente, aunque de manera demasiado agresiva, por empresas estadounidenses. El resultado fue que personas sin cáncer recibieran recetas de Subsys.

Buena recepción

Los farmacólogos siempre enseñan a los estudiantes que las drogas se definen como productos químicos que se unen a los receptores de nuestro cuerpo, y al unirse a esos receptores, desencadenan una respuesta en las células que tienen esos receptores específicos. El argumento es circular porque si preguntamos: "¿Dónde están esos receptores?" La respuesta siempre es algo como: "En tu cuerpo" o "en tu cerebro". No es muy específico. Aprendimos la respuesta correcta indirectamente.

Voy a usar a mi propia familia para ilustrarlo. Mi hijo mayor es diabético dependiente de insulina, a veces llamado diabético tipo 1. Aunque su condición no se relaciona con el uso de opioides, descubrir el mecanismo de acción de la insulina nos llevó al descubrimiento físico de lo que llamamos nuestros receptores, incluidos los receptores de opiáceos. Es una historia de finales del siglo XX.

La insulina fue descubierta en la década de 1920 por Frederick W. Banting y su técnico Charles H. Best en un laboratorio canadiense. Banting compartió el Premio Nobel por su descubrimiento y cedió sus derechos de patente a Eli Lily & Co porque quería que la insulina estuviera disponible en general. Es un ejemplo de altruismo del cual no vemos lo suficiente. Por separado, la insulina fue producida en Europa por Novo Nordisk y, a mediados de la década de 1920, se hizo ampliamente disponible en América y Europa.

Medio siglo después, en 1970, laboratorios de todo el mundo demostraron que la insulina funcionaba al unirse a las membranas celulares y que ese acto de unión señalaba a nuestras células que absorban los azúcares que circulan en nuestra sangre. Así es como la insulina reduce nuestro nivel de azúcar en sangre: se une a lo que los farmacólogos siempre han llamado receptores, específicamente, receptores de insulina. Toda la farmacología se había construido sobre la interacción presunta entre drogas y receptores. El receptor de insulina fue el primero en demostrarse como una ubicación física en la superficie externa de una membrana celular. Las membranas celulares son las envolturas que rodean a las células y mantienen su contenido intacto.

La historia de la insulina tiene más detrás porque la insulina es una hormona que producimos en nuestro páncreas. También es un medicamento que podemos comprar en la farmacia, formulado para que los diabéticos puedan inyectárselo. Así que tiene sentido retrospectivamente que tengamos receptores de insulina porque producimos insulina. Los diabéticos dependientes de insulina no producen suficiente insulina, por lo que sus receptores de insulina quedan vacíos, incapaces de decir a las células que absorban el azúcar circulante. Podemos preguntar: "¿Por qué evolucionamos con receptores de insulina?" Ahora sabemos que la respuesta es: "Porque producimos insulina y nuestros cuerpos necesitaban un mecanismo para utilizarla, por lo que también evolucionamos con receptores de insulina".

También aprendí sobre los receptores de opiáceos cuando era estudiante de posgrado porque la teoría de los receptores es un principio farmacológico básico. Como mencioné, todos los medicamentos funcionan al unirse a receptores. Luego, en 1973, Candace B. Pert, ella misma una estudiante de posgrado en la Universidad Johns Hopkins, junto con su mentor, el eminente Solomon H. Snyder, publicó un artículo científico titulado: *Receptor de opiáceos: demostración en tejido nervioso*. Yo era un estudiante de tercer año de posgrado en ese momento en la Universidad de Boston, en el Departamento de Farmacología de la escuela de medicina, y como cualquier otro estudiante de farmacología en el mundo, me maravillé con su descubrimiento. Las reuniones departamentales comenzaron a girar en torno a discusiones sobre los receptores de opiáceos.

Sin embargo, su descubrimiento también abrió la pregunta de que si tenemos receptores de opiáceos, ¿qué están haciendo ahí? ¿Nuestro cerebro produce algo que se una a esos receptores? La investigación sobre los opiáceos en todo el mundo comenzó a buscar un opioide que nuestro cerebro produjera y que se uniera a esos receptores. Similar al caso de la insulina, la naturaleza, la evolución o un poder superior no habrían puesto receptores de opiáceos en nuestro cerebro si nuestro cerebro no produjera algo que los use.

Además de esa conjetura, nuestros glóbulos blancos, conocidos como leucocitos, también tienen receptores de opiáceos en la superficie de sus membranas celulares. ¿Sugiere eso que los receptores de opiáceos juegan un papel en nuestra respuesta inmune? Sí.

El descubrimiento y la demostración del receptor de insulina estimularon, por así decirlo, a otros laboratorios en todo el mundo a buscar la unión de opiáceos a las membranas celulares, en parte porque la representación matemática y gráfica de la unión del fármaco opioide a sus receptores teóricos era idéntica a cómo se podía demostrar que la insulina se unía a sus receptores de insulina, por lo que había cierta base para la idea de que existía un receptor físico de opiáceos que podíamos ver. El pensamiento era: "Tal vez los fármacos opioides funcionaban como la insulina, específicamente al unirse a los receptores de la membrana celular para dar el mensaje a nuestro sistema nervioso de: 'Ya no duele'".

Pero los receptores de opiáceos eran diferentes porque cuando los científicos descubrieron que teníamos receptores de opiáceos medibles, por lo que sabíamos, no producíamos morfina ni ningún otro opioide. Eso nos dejó metafóricamente rascándonos nuestras cabezas científicas colectivas y diciendo: "Si no tenemos hormonas opioides circulantes, ¿por qué evolucionarían los receptores de opiáceos?"

Resulta que sí tenemos hormonas opioides. Científicos en los EE. UU. y el Reino Unido averiguaron cómo funcionan la morfina y esos fármacos opioides a mediados de los años 70, cuando yo todavía era un estudiante de posgrado. La primera pista sobre su mecanismo de acción fue cuando varios laboratorios informaron en la literatura científica que la morfina y otros opioides se "unían" al tejido cerebral. Eso necesita su propia explicación, porque se remonta a la misma definición de una droga.

La invención que dio vida a la definición al modelar la unión de fármacos a receptores fue cuando los fármacos se volvieron radiactivos y se ganaron el apodo de moléculas "etiquetadas". Esa tecnología salió de la industria nuclear y significaba que los medicamentos se fabricaban con un trazador radiactivo como el tritio en lugar de un hidrógeno, o un carbono radiactivo, conocido como carbono-14, en lugar de un simple átomo de carbono. El punto es que esas "etiquetas" son ligeramente radiactivas, ya que emiten electrones que se pueden contar con un instrumento especial de laboratorio. Es como si la física nuclear se casara con la biología y su descendencia nos hiciera decir: "Oh, puedo ver que los fármacos se unen y realmente hay receptores".

Aquellos primeros investigadores descubrieron que los opioides etiquetados con radio o los opiáceos naturales se pegaban al tejido cerebral, no simplemente como la tinta que se pega a una toalla, sino que se pegaban de manera reversible, lo que los científicos llaman "unión", es decir, estaban unidos a sus receptores. Los mismos fármacos opiáceos sin etiquetas radiactivas podían desplazar el opioide radiactivo de su sitio de unión en el tejido cerebral. Cuantos más fármacos sin etiquetar se agregaban al tejido cerebral, menos fármaco etiquetado se unía allí. Esos sitios de unión eran receptores de drogas reales y todo el mecanismo cumplía con la analogía que nos enseñaron de que los receptores de drogas son cerraduras y los fármacos son las llaves de esas cerraduras. Los receptores de opiáceos eran, al igual que los receptores de insulina, una evolución porque tenemos productos químicos opiáceos en nuestro cerebro, al igual que tenemos insulina en nuestro páncreas. Los productos químicos opiáceos necesitaban un lugar para actuar y, al igual que la insulina tiene sus receptores, también los tienen los productos químicos opiáceos. La farmacología estaba cambiando. Ahora podíamos medir esos receptores.

Siempre se enseñaba a los farmacólogos: "Los receptores de fármacos son áreas específicas de nuestras células a las que los productos químicos de nuestros cuerpos se adhieren para producir sus efectos y regular nuestro metabolismo". Los productos químicos como las hormonas y los neurotransmisores son miembros de ese sistema de señalización química. Nuestra red de área local, por así decirlo, tomando prestado un concepto de Internet.

Aquellos investigadores pensaron en la unión a receptores y concluyeron: "Si un fármaco que agregamos se une al tejido de forma reversible, debe haber algo que nuestro cuerpo produce que se une al mismo receptor". Pensaban: "¿Por qué evolucionaríamos con receptores de opiáceos a menos que nuestro cuerpo produjera un opiáceo que usara esos receptores?" A diferencia de la insulina, que era una hormona en busca de un receptor, los receptores de fármacos opioides dieron la vuelta a la idea. Eran receptores en busca de una hormona.

Ese pensamiento desencadenó una búsqueda de opioides circulantes. Al principio, parecía descabellado porque no producimos corteza de sauce ni semillas de amapola, pero a mediados de la década de 1970 se descubrieron sustancias químicas con actividad opiácea en el tejido cerebral y, para sorpresa de todos, eran péptidos, cadenas de aminoácidos en una secuencia programada. Esa secuencia de aminoácidos significaba que nuestros cuerpos los producían de acuerdo con las instrucciones de nuestro ADN. No solo los evolucionamos con un propósito, sino que también heredamos la secuencia de nuestros padres, al igual que nuestra línea de cabello, altura, peso y forma de la nariz.

Ese descubrimiento abrió la pregunta: "¿Qué propósito podrían servir nuestros propios opiáceos y estaban relacionados con el manejo del dolor, el abuso de drogas o la adicción?" Añadiendo a esas preguntas abiertas, ¿por qué los científicos podían diferenciar tres tipos de receptores de opiáceos, conocidos por sus designaciones griegas, Mu, Delta y Kappa? Parece una fraternidad. Los laboratorios incluso han clonado los genes que codifican para esos péptidos.

Esas preguntas nos han ocupado desde entonces. Ahora sabemos que nuestros cuerpos usan esos péptidos para manejar nuestras reacciones al estrés y al dolor. La actividad que era impredecible es la falta de actividad "opiácea" que muestran esos péptidos y que no nos volvemos dependientes de ellos, aunque hay una teoría de que las membresías a gimnasios y los horarios de entrenamiento están impulsados por la sensación de bienestar inducida por el ejercicio, ya que el ejercicio eleva los niveles de nuestros péptidos opioides endógenos (circulantes). Lo opuesto a endógeno es exógeno, lo que significa ingerido, inyectado, inhalado o aplicado en la piel.

Hay resultados de algunos experimentos asombrosos. Los científicos han criado mediante ingeniería genética ratones que carecen de uno u otro de los tres tipos de receptores de opiáceos. Han reportado resultados experimentales que muestran que cuando se crían ratones sin sus receptores Mu, la actividad analgésica de la morfina en esos ratones se anulaba. Concluyeron que los receptores de opiáceos Mu son interruptores moleculares que refuerzan su propia estimulación. Más simplemente, la morfina se une a esos receptores Mu y eso nos hace sentir bien, por lo que la tomamos de nuevo.

Los ratones criados sin sus receptores Delta muestran niveles aumentados de ansiedad, lo que sugiere que los fármacos que se unan a nuestros receptores Delta serían buenos tratamientos contra la ansiedad.

Ahora que he mencionado los sitios de unión Mu, Delta y Kappa como receptores en busca de una hormona, ¿cuáles son las hormonas de opiáceos?

Son conocidas como Dinorfinas, Endorfina y las Encefalinas y las tres son liberadas por las células nerviosas de nuestro cerebro.

¿Cuál es su función?

Se unen selectivamente a nuestros receptores de opiáceos Mu, Delta y Kappa y los péptidos opioides circulantes y sus receptores forman un mecanismo fisiológico que nos ayuda a manejar la ansiedad y el dolor.

Su liberación por nuestro cerebro también depende de nuestros niveles internos de estrés. Los primeros experimentos con naloxona en voluntarios humanos mostraron que el estrés activa nuestro sistema endorfínico supresor del dolor. El dolor estresante se agravó con naloxona, lo que mostró que el estrés activa nuestras endorfinas y que nuestro cerebro secreta más de ellas. Las endorfinas son nuestro propio sistema contra la ansiedad.

Estamos Sobredosificados

No quiero adelantarme demasiado en mi historia, pero esos tres receptores de opiáceos sugieren una estrategia para diseñar analgésicos no adictivos. Podrían tener la fuerza analgésica de la morfina sin el potencial adictivo de la morfina.

Sublimaze, Philly Dope y China White

Soy farmacólogo, aunque retirado, y escribo sobre drogas, no juguetes. Sin embargo, hace unos años, mi hijo, que ahora tiene trece años, recibió un regalo con el nombre Smithsonian en un paquete de cuatro cajas envuelto en plástico y automáticamente asumí que era un juguete educativo por el nombre del museo. Lo tomé para leer las instrucciones, pero una inscripción "Hecho en China" me detuvo. No solo el Smithsonian vende juguetes de China, sino que no puedo encontrar un juguete en mi casa, excepto los Legos, que no haya sido hecho en China.

Este es un libro sobre drogas opioides, y hasta el mercado ilegal de drogas, especialmente el fentanilo, está cambiando a medida que el comercio de drogas también parece estar mudándose a ser monopolizado en el Lejano Oriente, principalmente en China. Un artículo que leí en línea en Bloomberg, escrito por Esme E. Deprez, Li Hui y Ken Mills, informaba: "El mortal fentanilo chino está creando una nueva era de capos de la droga". Similarmente, uno escrito por Edward Helmore, publicado en The Guardian (27 de diciembre de 2017) titulado "Es todo fentanilo: la crisis de opioides toma forma en Filadelfia mientras aumentan las sobredosis".

Entonces, tanto nuestros juguetes como nuestro fentanilo callejero ahora son "Hechos en China", lo que sugiere que el comercio de drogas es paralelo al mercado de otros productos manufacturados. Aunque la heroína sigue viniendo de Afganistán, India o México, la mayoría del fentanilo callejero se puede rastrear hasta China. Por supuesto, el fentanilo es introducido de contrabando a los EE.UU. a través de México y cada vez aparece con mayor frecuencia como un "contaminante" de la heroína y otras drogas. Los nombres callejeros del fentanilo reflejan su origen, China White o China Girl, y al igual que los juguetes y herramientas, el contrabando de fentanilo ha emergido como un comercio global, aunque sigue siendo canalizado a través de México. Derivados del fentanilo mezclados con heroína están apareciendo en las calles y el fentanilo mezclado con otras drogas es peligroso y responsable de más muertes por sobredosis. Por ejemplo, uno de esos derivados se llama carfentanilo y fue sintetizado como un tranquilizante para animales grandes, generalmente administrado mediante un dardo tranquilizante. Animal grande se refiere a osos, elefantes y caballos. Si fue diseñado para tranquilizar a un oso o un caballo, no es de extrañar que mate a las personas.

He mostrado que la morfina y la codeína son los dos productos opiáceos conocidos del opio y tienen una larga historia. El fentanilo es todo lo contrario porque nada de él proviene de plantas. Es una invención del siglo XX, completamente sintética. Aun así, sigue siendo un fármaco muy potente parecido a la morfina que se originó en una empresa farmacéutica.

El Dr. Paul A.J. Janssen, un talentoso químico belga, fundó una pequeña empresa farmacéutica en 1953 en Beerse, Bélgica, y la llamó Janssen Pharmaceutica en honor a sí mismo y, según afirmó, en honor a su padre. Sintetizó el fentanilo en su laboratorio en 1960. Su material de partida para ese nuevo opioide fue el fármaco meperidina (pethidina en Europa), conocido más comúnmente por su nombre comercial Demerol, que fue inventado y patentado en Alemania en 1937 por I.G. Farben y llegó al mercado en 1943, en plena Segunda Guerra Mundial. Lo explico más detalladamente en otro capítulo, pero comenzó con un material de partida sintético, no con un producto vegetal como la heroína, que ya vimos es simplemente un derivado de la morfina.

Antes de que Paul Janssen pudiera lanzar su nuevo producto, el fentanilo, en 1961 vendió su empresa a Johnson & Johnson (J&J) y se convirtió en una subsidiaria de propiedad absoluta de J&J. Solo podemos suponer la motivación de J&J, pero debemos darles algo de crédito por reconocer el potencial de mercado del fentanilo. Janssen lanzó el fentanilo en Europa en 1963, pero J&J tuvo que esperar cinco años más para la aprobación de la FDA antes de poder lanzarlo en los EE.UU. Lo lanzaron como Sublimaze en 1968 y lo comercializaron como un anestésico para cirugía. Dominaría el mercado de anestésicos generales durante los siguientes treinta años. Me lo administraron dos veces en una semana para "procedimientos" durante una reciente estadía en el hospital mientras trabajaba en este libro.

Al comenzar este texto, estaba acostado en esa cama de hospital esperando ese "procedimiento", parlance hospitalaria para algo que iba a doler. Recibí un stent coronario, como un resorte de bolígrafo, pero mi resorte deja que la sangre fluya sin impedimentos hacia mi corazón. Me vi obligado a permanecer inmóvil durante tres horas y no comer nada después de la medianoche, lo cual, invariablemente, dejaba fuera el desayuno. Una residente explicó: "Después de anestesiarte, te darán fentanilo para relajarte. ¿Tienes alguna pregunta?", preguntó, con las cejas levantadas, como si debiera haberme sentido complacido o agradecido por su explicación.

Probablemente el fentanilo me relajó, pero nunca lo sabré porque el fármaco me dejó completamente dormido y me desperté dos horas después. Sabía cuánto había dormido porque mi celular descansaba en mi pecho durante todo el procedimiento, y miré la hora antes de quedarme dormido y tan pronto como me desperté. Supongo que también estaba relajado, aunque no lo suficiente como para dejar caer mi teléfono. Al menos me desperté de buen humor, pero cuando intenté ver lo que los cirujanos estaban haciendo mirando la pantalla grande sobre mi "cama", escuché en tono firme, casi enojado, "Por favor, deja de moverte".

Eran partes de mi cuerpo las que estaban en esa pantalla, y quería ver lo que el médico estaba haciendo. Supongo que era su hospital y él quería que me quedara quieto.

Estoy bien, todavía parto mi propia leña para la chimenea... más despacio que antes, pero ¿cuál es la prisa?

¿Por qué se extendió tan rápidamente el uso médico del fentanilo? La respuesta comienza con la apreciación de que el fentanilo se distingue de la morfina por ser hasta 100 veces más potente que el producto natural. Una dosis minúscula es todo lo que se necesita, demostrado con un cálculo rápido y fácil. Una dosis "normal" de morfina para un humano es de 10 mg o una centésima parte de un gramo (hay 28 gramos en una onza, o 28,000 mg, por lo que no es mucha sustancia). Una dosis correspondiente de fentanilo sería tan baja como 0.1 mg. Leemos eso como una décima parte de un mg o 100 microgramos y también podemos decir que es una diezmilésima parte de un gramo. De cualquier manera, no necesitamos mucho fentanilo para producir algunos efectos muy dramáticos. Incluso hay derivados del fentanilo, como el sufentanilo, además del carfentanilo, con dosis activas milésimas de las del propio fentanilo. Tanto más potentes que cualquiera de ellos solo se puede utilizar como tranquilizante para elefantes porque no es práctico medir con fiabilidad una milmillonésima parte de un gramo para que sea seguro en humanos.

El otro beneficio del fentanilo es su duración de acción de dos horas, en comparación con la de la morfina, cuya etiqueta indica que debe repetirse cada cuatro a seis horas. Fentanilo es a la vez de acción corta y muy potente. Esas dos características aumentaron la participación de fentanilo en el mercado clínico, especialmente su uso en hospitales, como mostré que fue utilizado en mí… y viví para contarlo.

La industria farmacéutica también aumentó la participación del fentanilo en el mercado ofreciendo nuevas formulaciones. Una formulación para una empresa farmacéutica es como una nueva salsa para una empresa de alimentos. Las empresas alimentarias pueden comercializar una pechuga de pollo en salsa roja, salsa blanca, en aceite de oliva, o empanada y lo llaman extender su línea. Una empresa farmacéutica puede comercializar un fármaco en forma de tabletas, cápsulas, pastillas o en un dispositivo que lo pulveriza por la nariz. Venden cremas, parches y aerosoles para la piel, entre otros. Esas nuevas formulaciones ofrecen ventajas de marketing que incluyen, pero no se limitan a, cambiar la duración de acción de un fármaco, alterar su pauta de dosificación de dos veces al día a una vez al día o cambiar la vía de administración, por ejemplo, de un fármaco que debe ser inyectado a uno que se pueda tomar por vía oral como una cápsula o tableta. Cada una de esas nuevas formulaciones se puede patentar con el mismo nombre comercial porque los nombres comerciales están protegidos por marca registrada y no solo se pueden renovar, sino que una empresa puede construir un programa de marketing basado en una familia de formulaciones con un solo nombre comercial. Esos recursos le otorgan a las empresas farmacéuticas fuerza de marketing.

A principios de la década de 1980, una pequeña empresa en Mountain View, California, llamada Alza Corporation, desarrolló un parche de fentanilo que comercializaron como Duragesic. Fue solo el segundo parche de medicamento que desarrollaron y Alza se hizo conocida por su tecnología de administración de medicamentos. J&J también compró Alza, demostrando la tendencia de las empresas a crecer mediante fusiones. El primer parche de Alza era para prevenir el mareo. Un parche permite a los pacientes tomar un medicamento de forma continua sin píldoras, cápsulas, inyecciones ni la necesidad de recordar la hora de la próxima dosis. Los usuarios solo deben responder a la pregunta: "¿Es eso una tirita?". El parche libera su medicamento a nuestra piel, y lo absorbemos a través de ella.

El nombre Alza es un acrónimo de las dos primeras letras del nombre del Dr. Alejandro Zaffaroni, el brillante hombre que no solo fundó Alza, sino otras cinco empresas, secuencialmente. Incluso tuvo un papel en la primera píldora anticonceptiva.

Cuando dirigía el desarrollo de medicamentos para una división farmacéutica de BASF, en Alemania, uno de mis proyectos fue en colaboración con Alza y volaba a California mensualmente para reunirme con ellos. Mi oficina estaba en Nueva Jersey y durante un viaje, terminé en sus oficinas un viernes por la tarde. Recuerdo que, de repente, el trabajo se detuvo por completo cuando apareció el presidente de Alza, se presentó y dijo: "Estás invitado a nuestra fiesta de TGIF". Me entregó una sudadera de Alza, y alguien me dijo que festejaban así todos los viernes. Todo lo que hacía los viernes era sentarme en un avión y ver una película, aunque todavía tengo mi sudadera de Alza, doblada ordenadamente en mi armario junto a la de la Universidad de Boston, mi historia profesional marcada por una mezcla de algodón.

El uso del fentanilo se expandió aún más en 1984, cuando Janssen incorporó el fentanilo en un sistema de administración tipo piruleta que llamaron Oralet y luego lo renombraron Actiq. Incluso estaba coloreada de rojo y endulzada, aunque tardó nueve años en recibir la aprobación de la FDA para su uso público.

El uso del fentanilo como anestésico general cambió las prácticas de anestesia porque los médicos lo encontraron más fácil de usar que los productos disponibles. Todo lo que tenían disponible hasta el fentanilo eran los llamados anestésicos volátiles, de los cuales el cloroformo fue el primero y más antiguo ejemplo, aunque luego fue abandonado por sus efectos secundarios inherentes. También tenían morfina, pero era más fácil usarla para tratar el dolor que como anestésico quirúrgico.

El óxido nitroso existía desde hacía muchos años y recibió el nombre de "gas hilarante", otorgado por su descubridor (Sir) Humphry Davy, quien experimentó con él en el año 1800. Se introdujo en la medicina en 1844 y, aunque tiene algunas propiedades analgésicas, por sí solo, el óxido nitroso no produce anestesia. Debe combinarse con algo más. Davy se hizo famoso porque luego descubrió la electricidad. Su nombre es uno de los que los científicos agregan a nuestros vocabularios durante nuestras largas educaciones.

A partir de 1846, el éter reemplazó al cloroformo y fue administrado por primera vez por un dentista, el Dr. William T. G. Morton, para la cirugía en lo que hoy se mantiene como el histórico Domo del Éter en el ala antigua del Hospital General de Massachusetts, en Boston. Visité la instalación en la escuela de posgrado y debería haber sabido entonces que mi interés en la historia de la medicina era más fuerte que mi interés y capacidad para descubrir nuevos medicamentos. ¡Nunca es demasiado tarde! Además, ya no quiero viajar por trabajo.

El halotano reemplazó al éter en 1956 y su popularidad creció rápidamente porque todos los anestésicos volátiles que se habían inventado hasta entonces tenían problemas.

El cloroformo, como mencioné, resultó ser tóxico, el éter es inflamable y puede explotar, y el óxido nitroso es un anestésico incompleto, aunque todavía se usa como propulsor de cohetes o para inyectar en motores de automóviles para carreras de arrastre. La peor característica del óxido nitroso es que los pacientes no se duermen con ese gas cuando se administra solo.

Los agentes anestésicos que se usan hoy en día son todos volátiles, es decir, deben inhalarse cuando se usan. Son más modernos e incluyen Ethrane, Forane, Suprane, entre otros. Ninguno de ellos explota ni nos envenena, pero se utilizan cuando se espera que la cirugía programada sea larga. Aparte de algunos efectos secundarios, esos nuevos agentes volátiles tienen una ventaja: si el anestesista apaga la máquina que administra el anestésico, el paciente se despierta en unos minutos. Dado que estos anestésicos se administran durante la respiración artificial durante la cirugía, el anestesista también puede aumentar o disminuir la dosis minuto a minuto si ve cambios fisiológicos que necesitan intervención.

El fentanilo intravenoso necesita menos tiempo de preparación y menos equipo que los anestésicos volátiles, y la anestesia fue su principal uso durante décadas.

Pero el uso del fentanilo también cambió de un anestésico útil a corto plazo a una droga ilegal de abuso cuando los usuarios y los traficantes descubrieron lo potente que es. Contrabandear una bolsa de cinco libras de fentanilo equivale a varios miles de dólares de droga ilícita. Eso se respalda con estadísticas. En un artículo de 2017 de la Revista de la Asociación Médica Estadounidense (JAMA), la escritora principal Rita Rubin informó que en más de la mitad, el 56%, de las muertes por sobredosis de opioides en 2016 en los diez estados que conforman el programa de monitoreo del Centro para el Control de Enfermedades (CDC), pudieron detectar fentanilo.

También se trasladó de las ciudades al campo, y ahora se envía directamente desde China o, como mencioné, se envía a México desde China y luego se introduce de contrabando en los EE. UU. desde México. Algunos escritores discuten cómo el uso del fentanilo fue responsable de la propagación del abuso de opioides desde los guetos del centro de la ciudad hasta los suburbios de clase media, pero la sociología no es mi fuerte.

El artículo de Bloomberg que mencioné anteriormente en este capítulo estableció cómo y por qué el fentanilo de las calles llegó desde China. También hay otros informes sobre ese nicho del comercio internacional. TheGuardian.com informó el 24 de enero de 2018 que "Los laboratorios chinos usan el correo para enviar el opioide fentanilo a los EE. UU., según encuentra un informe del Senado". Eso implica al Servicio Postal de los EE. UU., aunque no porque sean responsables o culpables de alguna manera, sino porque están mal equipados para manejar la afluencia de productos químicos ilegales enviados en paquetes marrones. Hay una buena oportunidad para que se aproveche la tecnología en la detección de drogas. Incluso mi coche emite un pitido cuando me acerco a otro coche estacionado y estoy seguro de que se puede diseñar una tecnología para detectar fentanilo en un paquete marrón en la oficina de correos o escondido en un automóvil o enterrado en un camión cargado de mercancías.

De manera similar, latimes.com informó el 13 de diciembre de 2017: "Contrabandista arrestado con casi 80 libras de fentanilo en la frontera entre EE. UU. y México, dicen agentes". Eso es un apoyo adicional para los informes de que el fentanilo chino se introduce de contrabando en los EE. UU. a través de nuestra frontera con México, en lugar de llegar directamente desde Asia.

Mi interés es cómo detenerlo porque nos presenta un problema de abuso de drogas que es diferente de cualquier otro que hayamos tenido en al menos dos generaciones, donde la heroína, desprovista de uso médico, era la droga de elección. El fentanilo, vendido como Sublimaze, sigue siendo una droga legal, útil y segura que se usa ampliamente en la práctica clínica. El parche Duragesic tiene un mercado respetable en el tratamiento del dolor crónico severo, como el causado por el cáncer, un mercado también atendido por Subsys, la formulación sublingual vendida por INSYS. El caramelo de fentanilo Actiq, aunque ahora está restringido para su uso en niños mayores de 16 años porque se abusó de él en el pasado, también trata el dolor crónico. Ese es el lado legal, aunque veremos en breve que el lado legal y el lado ilegal colisionan sociológicamente.

En el lado ilegal, el fentanilo se mezcla bien con otras drogas y una de las mezclas más comunes es el Philly Dope, que es heroína mezclada con fentanilo. Esa mezcla surgió cuando los traficantes cortaron la heroína para tener más producto para vender, pero al cortarla disminuyó la potencia de la heroína, por lo que los traficantes contrarrestaron esa pérdida de potencia añadiendo un poco de fentanilo. Recuerde, el fentanilo es 50 veces más potente que la heroína y 100 veces más potente que la morfina, por lo que aumentó la potencia de la heroína cortada. El problema que creó esa estrategia es que comenzó a matar a los usuarios. El artículo de The Guardian que mencioné antes informa un aumento del 540% en las muertes por fentanilo entre 2014 y 2017.

La increíble potencia del fentanilo también significa que el contrabando solo requiere pequeños paquetes, piense en una bolsa de 5 libras de azúcar en un semirremolque; ¿cómo busca un inspector algo tan pequeño escondido en algo tan grande? Los envíos de fentanilo incluso llegan por FedEx y UPS. Reitero mi deseo de que alguien diseñe una tecnología "sniffer" que pueda "olfatear" nuestros envíos escondidos en semirremolques o en un compartimento oculto en un automóvil de pasajeros.

El fentanilo presenta a los EE. UU. un problema comercial complejo. Es un medicamento de prescripción clínicamente útil que ha dado lugar a una sofisticada operación internacional de contrabando.

No tengo datos, pero estoy seguro de que la mayoría de la gente estará de acuerdo en que los juguetes, herramientas, utensilios de cocina y muchos otros productos manufacturados se fabrican en China y se importan a los EE. UU. porque los márgenes de ganancia son más altos que los de los productos que solían fabricarse en los EE. UU. Todas nuestras fábricas se trasladaron a China hace veinticinco años para ahorrar dinero a medida que aumentaban nuestros costos laborales. El único resultado visible es que grandes espacios de fábricas han comenzado a aparecer como galerías de alquiler de espacios, lofts que cuentan con techos altos o grandes carcasas vacías.

Los chinos han prometido intentar resolver el problema del fentanilo y el Congreso también está en ello, pero simplemente prohibirlo y aumentar las penas no solucionará el problema porque el mercado que presentamos a los distribuidores chinos de fentanilo es demasiado atractivo y el servicio de correos de EE. UU. no está equipado para interceptar todo el fentanilo que ha comenzado a llegar por correo o la droga que se envía a través de México y se introduce de contrabando en EE. UU. por las autopistas.

No estamos atrapados con ello. Creo que hay una salida, pero tenemos que cambiar nuestra estrategia.

Antes pensaba que si EE. UU. dijera a China: "Trabajaremos con ustedes para controlar la fabricación de fentanilo en su país y la exportación ilegal a los EE. UU. Pero, si no comenzamos a ver una tendencia hacia una menor circulación de fentanilo chino ilegal en EE. UU., el arancel de importación sobre los juguetes chinos comenzará a aumentar para cubrir nuestros costos de aplicación de la ley. Si eso no resuelve el problema, el arancel de importación sobre otros bienes fabricados en China también aumentará". El problema con esa estrategia es que nuestra administración actual ha aumentado los aranceles y lo único que ha logrado son amenazas de los países asiáticos para reducir las exportaciones a EE. UU.

Creo que la única forma en que los países asiáticos recibirían el mensaje es si sus propios ciudadanos estuvieran cada vez más plagados por la adicción a los opiáceos. Eso no es algo que podamos influir. Ni siquiera puedo encontrar estadísticas de los países asiáticos.

Como dije, debemos recurrir a la tecnología. ¿Podemos hacer un mejor trabajo interceptando envíos? ¿Podemos atrapar contrabandistas y excluirlos si son de otros países, o encarcelarlos si son estadounidenses? ¿Podemos trabajar con las compañías de envíos para inspeccionar los camiones de manera más exhaustiva e identificar los envíos ilegales en FedEx, UPS y el Servicio Postal de EE. UU.?

La tecnología nos permite abrir nuestras puertas, subir nuestros termostatos, encender nuestros coches, escuchar música country a través de auriculares inalámbricos y encender nuestras luces. No es un gran salto imaginar depender de la tecnología para encontrar una bolsa de fentanilo en un semirremolque que llega de México cargado de vehículos o productos agrícolas. Esa parte del mercado se conoce como el Internet de las Cosas.

Creemos el IDS, el Internet del Contrabando de Drogas.

Sabemos que el contrabando es ilegal, pero los últimos titulares sobre fentanilo lo acercan mucho más a casa como un medicamento recetado. Un artículo del NY Times del 23 de enero de 2020, escrito por Katie Thomas, llevaba el titular: "Fundador de Insys recibe 5 años y medio de prisión en un esquema de sobornos relacionados con opioides".

Un momento, el fentanilo doméstico, fabricado por una compañía farmacéutica y vendido con receta, resultó en que el fundador de la compañía fuera encarcelado. ¿Qué pasa con esta imagen?

Un hombre llamado John Kapoor fundó INSYS en 1990. Nació en India y hizo su fortuna al llevar a otra compañía farmacéutica a la bolsa. INSYS comenzó a comercializar SUBSOS, que es fentanilo formulado para ser rociado bajo la lengua. Su acción es rápida, no se necesitan agujas y se comercializó para el dolor severo por cáncer.

Pero siete ejecutivos de INSYS fueron acusados de violar estatutos relacionados con la publicidad de medicamentos, el marketing, e incluso fueron acusados de sobornar a médicos para que recetaran la formulación sublingual de fentanilo. Los siete ejecutivos fueron condenados a penas de prisión.

El fentanilo es tan atractivo para los contrabandistas y la industria farmacéutica que ahora tanto los contrabandistas como los ejecutivos de la compañía pueden encontrarse… en el patio de la prisión.

El Gran D

Hace más tiempo del que me gustaría admitir, cuando era estudiante de primer año en la Universidad de Cincinnati, pasé los primeros seis meses comportándome como si aún estuviera en la escuela secundaria Cranford (NJ). La mayoría de los otros "habitantes del dormitorio" también lo hacían, y una noche tarde estaba haciendo el tonto con todos los que vivían en el segundo piso. Parte de nuestras travesuras incluía bloquear físicamente a un chico, de nombre Bob, para que no pudiera salir de su habitación. Me estaba divirtiendo y, sin pensarlo, incluso enganché mis pulgares alrededor del marco de su puerta para que no pudiera empujarme fuera del camino. Su respuesta tuvo tanto sentido como mi acción. Cerró la puerta con fuerza e incluso la bloqueó.

Cuando la cerró, no pude mover mi mano derecha lo suficientemente rápido y mi pulgar quedó aplastado en el marco de la puerta.

Mientras la sangre rodeaba mi muñeca y comenzaba a bajar por mi brazo, grité: "¡Abre la puerta, me he aplastado el pulgar!".

"No te creo", vino la respuesta desde detrás de la puerta.

Grité de nuevo: "¡Abre la puerta, duele!".

Alguien más también gritó: "Bob, abre la puerta, de verdad está herido". Una multitud de primer año se reunió muy rápidamente.

"Ooh, mira, está sangrando", se repetía varias veces.

Bob abrió la puerta, y retiré mi mano para mirarla. La punta de mi pulgar colgaba, conectada al resto del pulgar solo por un trozo de piel. La fuerza hizo que se me cayera la uña, que guardé en el bolsillo y conservé como trofeo durante algunos años. Agarré mi pulgar y lo coloqué en su lugar mientras un compañero de dormitorio llamaba a la policía del campus, quienes me llevaron a la sala de emergencias del hospital más cercano. Un cirujano de emergencias que ya había trabajado toda la noche me inyectó un anestésico local e hizo un primer intento para volver a unir mi pulgar. Me dolió tanto que grité: "¡Ay, eso duele!". Me retorcí y lo miré fijamente.

"Denle el gran D", ordenó el cirujano.

Una enfermera me inyectó, y el dolor desapareció. El Gran D era Demerol y uno de sus efectos secundarios es que causa alucinaciones.

Hasta el día de hoy, tengo un recuerdo vívido de verme a mí mismo volando por los pasillos del hospital con los brazos extendidos como alas mientras esperaba que la policía del campus me llevara de vuelta a mi dormitorio. Estaba alucinando y la visión ha permanecido conmigo todos estos años. Lástima que no pueda dibujar.

Esa historia de mi juventud imprudente demuestra dos características del Demerol: (1) es un analgésico narcótico útil para tratar el dolor agudo, especialmente después de una cirugía, y (2) tiene efectos secundarios, incluyendo, pero no limitándose a, alucinaciones.

También es muy abusado en la calle, donde todavía se le llama "D", pero también "Demmies" o "Dust".

Demerol es el nombre comercial del químico conocido como meperidina en los EE. UU. y petidina en Europa. Es un narcótico sintético, y no sé cómo obtuvo dos nombres genéricos, pero funciona de la misma manera que la morfina, uniéndose a los receptores opiáceos en nuestro cerebro. Esa característica del Demerol no se predijo cuando los químicos alemanes lo sintetizaron antes de la Segunda Guerra Mundial. Químicamente, su estructura no se parece a la de la morfina, pero su mecanismo es el mismo, uno de los misterios de la química que los químicos de todo el mundo explotan. Pueden sintetizar químicos que tienen los mismos efectos que un producto natural. La morfina es un producto natural, pero una empresa farmacéutica puede patentar el químico sintético, no puede patentar el producto natural.

La actividad del Demerol difiere de la de la morfina solo por su dosis y duración de acción. Es solo una décima parte tan potente como la morfina, por lo que si la dosis clínica de la morfina es de 10 mg, la del Demerol es de 100 mg. También tiene una acción más corta que la morfina, por lo que no solo tenemos que tomar más cantidad, sino que también debemos tomarlo con más frecuencia para que lo que nos duele deje de doler. Esa idea de quitar un malestar en lugar de crear uno nuevo la volveremos a ver frecuentemente al discutir la adicción a los opioides.

Desafortunadamente, cuando necesitamos eliminar el dolor, también nos exponemos a comportamientos de búsqueda de drogas. Eso no tiene sentido hasta que lo pensamos.

El Demerol no solo es de acción más corta y requiere una dosis más alta que la morfina, sino que también desarrollamos tolerancia rápidamente. La tolerancia es la tendencia natural de algunas drogas a parecer menos efectivas con cada dosis. Eso nos hace querer tomar más de una droga y tomarla con más frecuencia de lo que indican las instrucciones de la receta. Nos sentimos mejor cuando la tomamos y comenzamos a sentirnos peor a medida que se desvanece, por lo que queremos tomarla nuevamente, incluso si ese deseo de tomarla nuevamente es horas antes de que las instrucciones nos digan que deberíamos tomar la siguiente dosis.

Me sorprendió saber que el Demerol fue sintetizado en 1938 por un químico de I.G. Farben, el conglomerado químico montado por el gobierno nazi para apoyar el régimen disminuyendo su dependencia de las importaciones. Después de la Segunda Guerra Mundial, Farben se dividió y, coincidentemente, BASF (Badische Anilin und Soda Fabrik) surgió de los escombros corporativos. Fueron mi último empleador antes de jubilarme y disfruté mis tres años con ellos, aunque mis viajes obligatorios a Ludwigshafen, Alemania y Nottingham, Inglaterra cada dos semanas me pasaron factura en la salud. Hoy en día, BASF es el mayor productor químico del mundo y se retiraron del negocio farmacéutico vendiendo la división que me empleaba.

Dos días después de mi accidente en el dormitorio, mi pulgar se infectó y el dolor aumentaba cada vez más, así que encontré a un cirujano ortopédico en Cincinnati que me dijo: "Nos vemos en el hospital mañana a las 10 AM y te reconstruiré el pulgar".

"¿Como paciente ambulatorio?", pregunté.

"Tomará alrededor de una hora".

A la mañana siguiente, Bob, el tipo que cerró la puerta sobre mi pulgar, me prestó su coche para que pudiera ir al hospital. Alguien me llevó a una pequeña sala de operaciones donde mi cirujano ortopédico estaba lavándose las manos. "Siéntate", me dijo, "pon tu mano sobre esa toalla y relájate. Esto terminará antes de que te des cuenta".

Me inyectó la mano con lo que supongo era un anestésico local, tomó una radiografía y se puso a trabajar. Estaba manipulando pedazos del hueso de mi pulgar con unas pinzas. "Te hiciste un buen trabajo en este pulgar", dijo mientras me veía obligado a mirar hacia otro lado. No pensé que fuera buena idea mirar mis propios huesos.

Una hora después, dijo: "Estás listo".

Conduje de regreso a mi dormitorio. Dos días después, era obvio que no podía escribir, y los exámenes finales eran en unas semanas. Llamé a mis padres y les conté mi experiencia. "La peor noticia de todas es que no puedo tomar los exámenes finales porque no puedo escribir, así que me quedaré aquí y me inscribiré para el verano en los dos cursos en los que obtendré incompletos".

Fue la primera vez, pero no la última, que no me quedé con mis padres durante las vacaciones de verano. Fue una introducción brutal, pero adecuada, a la independencia que acompaña a la adultez.

El Demerol no es el opioide sintético o semisintético más antiguo ni el más ampliamente abusado. Pero es el único opioide sintético con el que tengo experiencia de primera mano, por así decirlo.

También fue la primera y última vez que, según sé, recibí Demerol, porque habría reconocido la alucinación.

Un Salvavidas

¿Cuántos de nosotros hemos visto alguna vez el cartel junto a la piscina que dice: "Piscina cerrada. No hay salvavidas de guardia"?

¿Cuántos de nosotros estamos comenzando a ver naloxona disponible en lugares inusuales como máquinas expendedoras, estaciones de policía y ambulancias? La naloxona es el nuevo salvavidas, aunque tuvo un precursor.

En 1954, la empresa estadounidense Merck introdujo un medicamento con el nombre comercial Nalline como antídoto para la sobredosis de opioides. Químicamente, se conocía como N-alilmorfina y, aunque casi impronunciable, podemos ver "morfina" incrustado en el nombre, lo que sugiere que es un derivado químico de la morfina.

Mientras que la morfina es el agonista clásico, la naloxona es solo un antagonista de los opioides. Nalline, paradójicamente, tenía ambas actividades: era un agonista y antagonista mixto.

¿Cómo podía ser eso? Mencioné que hay tres receptores opioides: mu, delta y kappa. Nalline es un antagonista del receptor opioide mu, donde actúa la morfina, y un agonista del receptor opioide kappa. Al estimular el receptor kappa, producía alucinaciones, ansiedad y confusión. Además, el efecto en los pacientes cambiaba según hubieran tomado un opioide o no.

Ya en 1915, se demostró que Nalline prevenía o eliminaba la depresión respiratoria inducida por la morfina, el efecto secundario letal, pero no se estudió realmente hasta 1950, cuando se demostró que en animales o pacientes que no habían recibido un opioide, los efectos de Nalline eran leves y no desagradables. Los efectos se parecían a los de la morfina al disminuir la frecuencia cardíaca, bajar la temperatura corporal y hacer que sudáramos.

Pero si los pacientes habían tomado morfina u otro opioide, el efecto de Nalline diferiría del de la morfina en que Nalline revertiría completa y rápidamente los efectos de la morfina en los pacientes que la habían tomado. Si los pacientes eran adictos a un opioide, Nalline producía una reacción de abstinencia. Como mencioné, era un antagonista y un agonista, dependiendo de lo que los pacientes hubieran tomado.

Ese efecto antagonista se explotó cuando se usó Nalline en los años cincuenta. Fue una herramienta utilizada para diagnosticar la adicción a opioides. Si los pacientes a quienes se les administraba Nalline mostraban reacciones de abstinencia, se les diagnosticaba como adictos. La reacción de abstinencia era tan dramática que Nalline terminó en los tribunales como "castigo cruel e inusual" y se suspendió su uso para diagnosticar la adicción a opioides. Hoy en día tenemos simples análisis de sangre para determinar si los pacientes tienen un opioide en el cuerpo.

La naloxona, por el contrario, fue aprobada por la FDA en 1971, aunque su química se estudió originalmente en un entorno diferente, como parte de un programa de drogas contra el cáncer en lo que era Sloan Kettering en la ciudad de Nueva York. Fue patentada en 1961 por Mozes J. Lewenstein y otros, y la patente fue inicialmente propiedad de Sankyo, una empresa japonesa fundada en 1966.

Su nombre comercial es Narcan y finalmente fue licenciada a Endo Labs, hoy en día una subsidiaria de DuPont Merck.

La mejor característica de la naloxona es que, cuando se administra a pacientes que no han tomado opioides, no tiene prácticamente ningún efecto farmacológico.

En pacientes que han tomado opioides, la naloxona aumenta la respiración en uno o dos minutos después de su inyección. Despierta a los pacientes que se han dormido por los opioides y les eleva la presión arterial. Todavía causa abstinencia en los pacientes adictos, pero les salva la vida.

Además, según el Dr. Avram Goldstein, en su libro *Addiction, From Biology to Drug Policy*, "Si se administra naloxona justo antes de cada dosis de un opiáceo, para prevenir todos los efectos del opiáceo, no se desarrollarán tolerancia ni dependencia".

Es un salvavidas moderno para pacientes que se están "ahogando" en los efectos de los opioides.

Hay un inconveniente con la naloxona: no podemos tomarla por vía oral, solo por inyección o, más recientemente, a través de nuestras fosas nasales en un procedimiento llamado "insuflación nasal".

La adición más reciente a nuestro estante de salvavidas es un medicamento conocido como naltrexona. Su ventaja es que puede tomarse por vía oral. Su nombre comercial es Trexan y también está disponible en una forma de liberación prolongada conocida como Vivitrol.

Al igual que la naloxona, la naltrexona prevendrá el inicio de conductas de abuso y la adicción, pero ese efecto biológico choca frontalmente con el comportamiento humano. Continuar con la naltrexona oral bloqueará el uso futuro de opioides, si, y solo si, los pacientes continúan tomándola. Pero a menudo, los pacientes extrañan el subidón de los opiáceos y lo buscan. Entonces abandonan la naltrexona y regresan a su viejo hábito adictivo porque una vez que tienen el opiáceo, lo toman. El deseo humano no depende de la ausencia del objeto deseado, sino de que, una vez que tienen el objeto deseado disponible, se ven impulsados a tomarlo.

Nos guste o no, todos somos criaturas de hábitos. Es por eso que los adictos en desintoxicación o rehabilitación necesitan cuidados continuos, ya sea de un psicólogo, psiquiatra, terapia grupal o ciudadanos preocupados. Simplemente cuidados continuos.

La naltrexona también se está estudiando en laboratorios médicos porque, cuando los médicos bajan la dosis bloqueadora de opioides veinte o treinta veces, paradójicamente ayuda a los pacientes que sufren de dolor crónico debido a enfermedades autoinmunes como la esclerosis múltiple y la enfermedad inflamatoria intestinal. Se usa fuera de etiqueta para tratar la fibromialgia y la neuropatía diabética.

Funciona y varios investigadores lo han demostrado con estudios a ciegas. En los Estados Unidos, la naltrexona necesita la aprobación regulatoria de la FDA antes de que los médicos puedan recetarla, y su fabricante necesita producir una formulación de baja dosis.

Buprenorfina es el último fármaco que me gustaría discutir porque también tiene propiedades que salvan vidas. Además, vuelve a la idea representada por Nalline, de que es tanto un agonista como un antagonista; sin embargo, hemos aprendido a usarlo en terapia y no lo utilizamos para diagnosticar la adicción a los opioides. Precipitar la abstinencia es verdaderamente un castigo cruel e inusual.

La buprenorfina fue desarrollada en 1966 como un reemplazo de la morfina. Fue lanzada al mercado por la empresa entonces conocida como Reckett. Le dieron el nombre comercial de Subutex y era una formulación sublingual, es decir, se mantiene bajo la lengua del paciente de manera similar a como los pacientes con problemas cardíacos tratan el dolor en el pecho con nitroglicerina. Su nombre en la calle era Bupes.

La Terapia Asistida con Medicamentos (MAT, por sus siglas en inglés) para tratar la adicción a los opioides tardaría otros treinta años.

El Instituto Nacional sobre el Abuso de Drogas (NIDA, por sus siglas en inglés) solicitó a la gerencia de Reckett que desarrollara una tableta combinada. Reckett desarrolló un medicamento que llamaron Suboxone, una combinación de buprenorfina y naloxona.

Suboxone se ha convertido en el principal medicamento para prevenir el abuso de opioides en pacientes que han optado por la rehabilitación, aunque para tomar buprenorfina, los pacientes no deben tomar ningún otro opioide durante veinticuatro horas para evitar que la buprenorfina produzca una reacción de abstinencia.

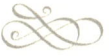

Europa Llama

Me uní a Knoll Pharmaceuticals como gerente de proyectos globales en 1998. Knoll, pronunciado Ka-nole en alemán, era la división farmacéutica del gigante químico BASF. Sin relación con mi cambio de trabajo, ese mismo año la tasa de mortalidad por sobredosis no intencionada en los EE. UU. fue inferior a 10,000 víctimas. Seis meses después de unirme a ellos, Knoll me asignó responsabilidades de desarrollo para una nueva formulación del medicamento con el nombre comercial Dilaudid. Dirigí el desarrollo en EE. UU., Reino Unido y Alemania, y también volaba mensualmente a California porque la empresa que formulaba Dilaudid para una dosis diaria se encontraba en Palo Alto. El desarrollo de fármacos incluye aprender a fabricar el nuevo fármaco, formularlo, probarlo en pacientes para asegurar que sea seguro y eficaz, registrarlo con las agencias reguladoras y preparar un plan de marketing para desarrollar un mercado rápidamente. Es un proceso caro y multidisciplinario que lleva algunos años y cuesta decenas de millones, ya sea en dólares, euros o libras. Yo gestionaba ese proceso, de ahí mi agenda de viajes.

Mi división en EE. UU. contrató un tutor de alemán para reunirse conmigo semanalmente y prepararme para mis nuevas funciones. Hay una historia secundaria relacionada con mi aprendizaje del alemán. Mi entonces esposa y yo estábamos en la fila de la taquilla de un cine local cuando escuché detrás de mí: "Herr Gold, wie geht es ihnen?" Me estaba preguntando en alemán cómo estaba, así que me giré, y era mi tutor de alemán esperando en la fila para ver la misma película. Respondí reflexivamente en alemán, "guten Abend" (Buenas noches), presenté a mi esposa justo cuando nos abrieron las puertas del cine, y todos entramos.

Para 2015, la tasa de muertes por sobredosis de opioides no intencionada había aumentado más de cuatro veces a 44,000 víctimas. El mercado de Dilaudid también cambió en el siglo XXI. Tiene una nueva vida y nuevos nombres que van con esa nueva vida, porque parte de esa nueva vida proviene de ser fabricado ilegalmente en China, no legalmente en Alemania. Se convirtió en una droga de abuso, comercializada ilegalmente en la calle, donde una tableta de Dilaudid se conoce como un Dilly. Otros la llaman "The Big D" o se refieren al potente petardo y llaman a Dilaudid "el M-80". Jugó un papel importante en esas 44,000 muertes por sobredosis.

Volviendo a 1998, el nivel de ruido en el gran avión cambió cuando la azafata anunció: "Wilkommen in Frankfurt", luego cambió al inglés y dijo: "Bienvenidos a Fráncfort". Me abroché el cuello de la camisa, me acomodé la corbata y observé cómo aumentaba la actividad en la cabina de primera clase de Lufthansa. Cuando abordé, entregué mi impermeable verde, que siempre viajaba conmigo, a la azafata que lo colgó en un armario durante el viaje.

Después de aterrizar, la azafata preguntó a los pasajeros de primera clase si tenían abrigos y siempre decía "Mein grüner Mantel", que significa "mi impermeable verde". Dos minutos después me lo devolvía. Colgarlo fue un bonito detalle junto con las películas gratis, la comida decente y el buen café que tomaba mientras el capitán aterrizaba el gran avión porque era temprano en la mañana del lunes. Siempre era el primero en bajar del avión, con prisa por llegar al trabajo.

Mi nuevo trabajo requería que volara al aeropuerto de Fráncfort dos veces al mes durante los tres años que trabajé para ellos. Me volví conversacional en alemán, y siempre lograba conseguir mi coche de alquiler primero charlando en alemán con el empleado de Hertz.

Como mencioné, Knoll fue fundada en Alemania allá por 1886 y casi 90 años después, en 1975, fue adquirida por BASF y en 2002 BASF vendió toda la división. Decidí dejarlo y retirarme, en parte porque mi entonces esposa dijo: "Si quieres jubilarte, hazlo, yo gano lo suficiente para ambos". Esa conversación es otro tema aparte.

Estamos Sobredosificados

Fueron demasiados vuelos nocturnos de domingo a Europa que me colocaban en mi escritorio alemán a las 8:00 AM, hora central europea (CET), o en mi escritorio inglés a las 8:00 AM, hora del meridiano de Greenwich (GMT). También gestionaba las operaciones de desarrollo en Nottingham, Reino Unido, así que en viajes alternos aterrizaba en Mánchester, trabajaba en Nottingham durante unos días antes de continuar a Alemania. Mantenía el equilibrio de esa manera.

Por cierto, llevaba seis meses en Knoll cuando sufrí un ataque al corazón y luego una cirugía a corazón abierto. Solo tenía 52 años y volví al trabajo tres semanas después de la cirugía. Mi primer día de regreso, me enteré de que mis responsabilidades me llamaban a Cancún, México, para recibir a un grupo de médicos. Los llevé a hacer snorkel, pero la cicatriz en mi pecho aún era muy reciente, así que acorté esa aventura de buceo cuando vi a un tiburón mirándome. No es de extrañar que pensara que la jubilación era una buena idea.

Knoll me había nombrado jefe de un proyecto para desarrollar una nueva formulación de 24 horas de Dilaudid, un nombre que tomaron originalmente del antiguo nombre láudano, dado a una primera formulación de opio conocida como "tintura de láudano", un nombre tomado prestado por el médico inglés Sydenham allá por 1676 cuando inventó la formulación. Aunque tomó prestado el nombre de Paracelso, un médico romano que vivió 100 años antes que Sydenham, no tomó prestada la receta de la formulación. Knoll era el propietario de esa receta.

Una tintura es cualquier fármaco disuelto en alcohol etílico. El nombre tintura evoca un recuerdo de mi infancia. Si me cortaba, mi madre aplicaba una mezcla anaranjada llamada "tintura de merthiolate". Todo lo que sé es que dolía más que el corte, y desde entonces he aprendido que tenía mercurio. Afortunadamente, mi cerebro no sufrió daño… al menos de eso.

Mi encargo corporativo era desarrollar una formulación de liberación lenta que la Junta Directiva había llamado Dilaudid OROS, hecha al incorporar Dilaudid en la cápsula de administración de medicamentos conocida como OROS desarrollada por la Corporación Alza. Knoll tenía su sede en Ludwigshafen, Alemania, Alza en Palo Alto, California, los ensayos clínicos eran gestionados, en parte, por nuestra oficina en Nottingham, Reino Unido, y mi oficina estaba en Nueva Jersey.

OROS es una tecnología de administración de fármacos que Alza desarrolló, patentó y aplicó a una serie de medicamentos para ampliar sus mercados. Hice un recorrido por sus instalaciones de fabricación en Vacaville, California, hogar de una gran prisión estatal y a menos de una hora en coche del aeropuerto de San Francisco. Fue donde fabricaban las tabletas y aprendí cómo funcionaban. OROS significa "Sistema de Liberación Osmótica Oral" y las tabletas OROS funcionan absorbiendo agua de nuestros cuerpos, pero esa agua absorbida solo entra por un lado de la tableta. El agua absorbida por la tableta no moja el medicamento integrado porque una membrana divide internamente la tableta y separa el agua del medicamento. El agua empuja la membrana, y esa mayor presión expulsa el medicamento a través de un orificio perforado por un láser en el otro lado de la tableta. Le hemos dado a ese mecanismo el desconcertante nombre de "cinética de orden cero". Entenderlo no es tan aterrador como parece. Piensa en un peaje que deja pasar un coche o un camión cada vez que el conductor paga. No importa cuántos coches estén esperando en el peaje, solo uno pasará a la vez y solo si el conductor paga. Eso es orden cero.

Es lo mismo con una formulación OROS, no importa cuánto medicamento contenga la píldora o cuánta agua absorba la tableta, el orificio perforado con láser siempre dejará pasar la misma cantidad de medicamento: orden cero. Lo opuesto a orden cero es algo que hemos llamado "primer orden". Piensa en mi analogía del peaje: si duplicamos el número de peajes abiertos al mismo tiempo, la velocidad a la que los coches pueden entrar al túnel también se duplicará: primer orden.

Todos esos viajes intercontinentales me otorgaron un millón de puntos de viajero frecuente. Cuando me volví a casar en el año 2000, nos fuimos de luna de miel a Australia volando en primera clase a Sídney y quedándonos en un hotel del centro, todo pagado con mis puntos. Esos días se han ido. También el matrimonio, en parte, pero no debido a las drogas, los viajes excesivos o los puntos de viajero frecuente. Mis matrimonios son de orden cero, pero me saltaré completar la analogía. Estoy soltero y soy el padre que cuida a nuestro hijo de trece años cuatro días a la semana.

Mis colegas del Reino Unido tenían buen sentido del humor, así como acceso a los registros de patentes europeas porque hace veinte años, cuando trabajaba allí, el Reino Unido aún no hablaba de dejar la Unión Europea. Un día, mis colegas debieron estar curiosos o simplemente aburridos. Alguien buscó y encontró la patente original de 1922 para Dilaudid, conocida por el nombre genérico hidromorfona.

Durante una reunión del equipo global una mañana, el Capitán del Equipo del Reino Unido sacó una copia de esa patente de su maletín, la desplegó y me dijo: "Mira esto", mientras me entregaba el papel. Señaló un punto en el papel y agregó: "Incluso está firmada por el Kaiser Wilhelm. Ahí está su sello". La pasamos para que todos los miembros del equipo la miraran, y la pusimos en la pantalla de televisión de la teleconferencia para que los alemanes también la vieran. Luego continué nuestra reunión, aunque tuve que esforzarme más para mantener la atención de todos.

Los libros de historia nos enseñan que el Kaiser Wilhelm abdicó en 1918. Quizás se mantuvo un tiempo después de abdicar porque le gustaba el gobierno, o la solicitud de patente se procesó después de que él se fuera. Sea cual sea la razón, el sello y la firma del Kaiser están en la patente de Dilaudid. Tal vez fue su último acto oficial. Nunca lo sabremos. Aprendí separadamente y más tarde que el título de emperador alemán Kaiser fue tomado directamente del antiguo título latino de emperador César.

Pero la pregunta es, ¿cómo cambió Dilaudid su estatus de analgésico importado de cien años a una droga callejera con un apodo?

Todavía alivia el dolor, pero además de aliviar ese dolor, Dilaudid también hace que los usuarios se sientan bien. Esa buena sensación no solo los motiva a tomar una segunda dosis, solo en parte porque el dolor ha desaparecido, sino que esa buena sensación fue suficiente motivación para tomar otra dosis. Esa buena sensación motiva a los usuarios a tomar una tercera dosis buscando la sensación, luego una cuarta, y así sucesivamente. No se necesitan muchas dosis antes de que los usuarios empiecen a mirar el reloj para ver si ya es hora de la siguiente dosis. Ese es un patrón de comportamiento que marca el comienzo de una adicción. Una definición de adicción a las drogas es tomar una droga para evitar las reacciones de abstinencia, y la reacción de abstinencia más simple al efecto de Dilaudid que desaparece era la reaparición del dolor, pero los usuarios también extrañaban esa buena sensación, la sensación de bienestar que producía el fármaco. A esa sensación de bienestar la llamamos euforia.

El ingrediente activo en Dilaudid, la hidromorfona, es un opioide como la morfina y el químico que la inventó usó la morfina como material de partida. Funciona con el mismo mecanismo que la morfina, pero la estructura molecular de Dilaudid está protegida por una patente. La morfina no puede ser patentada porque es un producto natural, pero los productos sintéticos, incluso los semisintéticos, pueden ser patentados y las empresas pueden cobrar más por los productos patentados. Además, no tendrán competencia durante la duración de la patente.

¿Qué es ese mecanismo? Hace cuarenta y cinco años, los científicos descifraron cómo funciona la morfina, y el mecanismo del receptor es fascinante, como he comentado.

¿Qué hay de esa sensación de bienestar, la euforia, que Dilaudid produce además de aliviar el dolor? Como con cualquier droga opiácea, ya sea derivada de la morfina o hecha completamente en el laboratorio por las manos de un químico talentoso, toda la clase de estos medicamentos produce esa sensación que hemos etiquetado como euforia. ¿Qué es la euforia? Es una intensa emoción, felicidad, autoconfianza, elación y relajación, todo sin preocupaciones. Cada buena sensación que hayas tenido, todo en una sola experiencia, tal vez solo un poco menos que un clímax sexual. No es de extrañar que la gente empiece a mirar el reloj anticipando su próxima dosis de Dilaudid u otro opioide.

Hay otro fenómeno que todos los fármacos opioides exhiben y lo llamamos tolerancia. La primera señal de tolerancia es cuando los usuarios sienten que el dolor que tratan con nuestro ejemplo de Dilaudid parece volver más pronto después de su última dosis. Dilaudid causa tolerancia de manera fiable, después de tan solo una o dos semanas de uso regular. La tolerancia es bien conocida en la comunidad médica y, en los EE. UU., Dilaudid está clasificado por la FDA como un fármaco de Clase 2. Definen los fármacos de Clase 2 como aquellos con "un alto potencial de abuso que puede llevar a una dependencia psicológica y física severa". Así que incluso la ley dice que debemos tener cuidado con Dilaudid. Existen otros fármacos de Clase 2, pero el miembro más conocido de esta clase es la morfina. En contraste, los fármacos de Clase 1 no tienen utilidad médica y la heroína es el mejor ejemplo, una droga muy potente sin uso médico.

Uno de los efectos secundarios característicos de los fármacos opioides es el estreñimiento. Curiosamente, es el único efecto secundario al que los usuarios no desarrollan tolerancia. Ve tú a saber.

¿Esto significa que incluso si nuestro médico nos prescribe Dilaudid, debemos ser cuidadosos? Sí, especialmente si eres un lector estadounidense, porque dos tercios del Dilaudid en el mundo lo consumen los estadounidenses, y eso no es porque Dilaudid trate mejor el dolor que cualquier otro analgésico. Es porque Dilaudid hace que los usuarios sientan esa euforia que describí y que el mercado médico estadounidense está menos regulado que los mercados médicos socializados en Europa.

Ninguno de los comportamientos que describí anteriormente es ilegal, pero todos son, al mismo tiempo, comportamientos exhibidos por adictos que obtienen sus drogas de cualquier distribuidor. Los usuarios callejeros tratan su tolerancia tomando la droga con más frecuencia. Los usuarios con receta médica que ya están mirando el reloj, empiezan a pensar que está bien tomar la droga un poco antes del intervalo de dosis prescrito de seis, ocho o doce horas. Todos nos decimos al espejo: "Después de todo, ¿quién lo sabrá?"

Lamentablemente, sostengo que cualquier vez que tomes un medicamento con más frecuencia de la que te indicó tu médico, estás abusando de ese medicamento. Otro comportamiento que exhiben los abusadores de medicamentos con receta es el "shopping de médicos". Si su médico dice: "Creo que ya has tenido suficiente y tu lesión está sanando bien", encuentran un nuevo médico, se quejan del dolor, real o imaginado, y obtienen una nueva receta. Eso también es abuso de drogas, y el problema de abusar de un fármaco opioide es el agarre metafórico que esas drogas parecen tener sobre el usuario. Eso es adicción a las drogas, y el único control que tenemos es la evitación.

Así que, la próxima vez que tomes Dilaudid, recetado por tu médico para tratar tu brazo roto o una lesión en la rodilla, y te encuentres mirando cuánto tiempo más debes esperar hasta tu próxima dosis, comprenderás lo que está pasando. Termina tu receta, soporta la incomodidad por unas horas y sigue adelante con tu vida, sin drogas.

Todo está en tu cabeza

Nuestros propios opioides, las endorfinas, fueron descubiertos en la oscura época de 1975 por Sir John Hughes y Hans W. Kosterlitz. En el '75, yo todavía era un estudiante de posgrado en farmacología. Ellos llamaron a su descubrimiento encefalina, que significa "en tu cerebro". Hoy llamamos a todos los químicos en nuestros cuerpos que se unen a nuestros receptores opiáceos, endorfinas, una palabra que puede interpretarse como la morfina interna de nuestro cerebro.

Conocí a Sir John Hughes al principio de mi carrera, antes de ir a la escuela de posgrado y antes de que descubriera la "encefalina", un descubrimiento marcado por previsión y trabajo arduo que le valió un título de caballero de la Reina. En aquel entonces, yo era un recién graduado universitario con una licenciatura, en el lugar correcto en el momento adecuado, trabajando como técnico de laboratorio para una compañía farmacéutica en New Brunswick, NJ. Hughes era consultor de mi jefe, y lo conocí porque mi jefe me asignó para asistirlo durante una de sus visitas a nuestros laboratorios. Puede que él no lo recuerde, pero yo sí.

¿Cuál es el papel de las endorfinas en nuestra fisiología? ¡Nos hacen sentir bien! ¿No tiene sentido? ¿Y si faltan?

Mientras más pienso sobre la adicción, sigo revisitando la idea de que el uso de drogas que conduce a la adicción es como una enfermedad por deficiencia. Los receptores a los que se une la droga están vacíos.

Veamos la diabetes porque es la enfermedad por deficiencia usual que nos viene a la mente. Los diabéticos tipo I toman insulina porque su páncreas no produce suficiente. Esa falta de insulina hace que su azúcar en sangre suba como resultado. Los diabéticos tipo II no toman insulina porque sus cuerpos pueden producir suficiente insulina para controlar su azúcar, pero de alguna manera, no pueden o no la utilizan de manera adecuada. Ellos toman medicamentos orales que ayudan a sus cuerpos a usar la insulina que producen o a producir más.

De cualquier manera, la diabetes es la enfermedad por deficiencia clásica.

Pero, ¿cómo encaja esto con el uso de opioides? Quizás los usuarios de opioides no producen suficientes endorfinas y, como resultado, se sienten "mal" o "enfermos", como describen la mayoría de los adictos su sensación cuando no toman el opioide de su elección.

De manera similar, las personas usan opioides porque les gusta cómo se sienten después de usarlos. Les gusta el "subidón". También hemos insinuado que las endorfinas de alguna manera cambian cómo nos sentimos, así que ese mismo pensamiento me lleva a creer que las personas toman opioides para reemplazar sus propias endorfinas porque sus cerebros no producen suficientes de ellas, o sus cuerpos no utilizan lo que producen. Los diabéticos tipo I luchan contra el aumento del azúcar en sangre con insulina y los diabéticos tipo II lo hacen con agentes antidiabéticos orales. Quizás las personas con deficiencia de endorfinas luchan contra sentirse mal tomando opioides porque no producen suficientes endorfinas o no pueden utilizar lo que producen.

¿Hay alguna evidencia que respalde mi idea? Sí.

Consideremos que correr aumenta los niveles de endorfinas, y las endorfinas desencadenan lo que se llama el "subidón del corredor". Todos hemos oído decir a la gente algo parecido a: "Cuando regreso de correr, me siento genial, como si estuviera flotando". Correr aumentó sus niveles de endorfinas. Podemos pensar en eso como un leve "subidón", sin alucinaciones ni somnolencia.

Hemos aprendido que no solo correr aumenta esos niveles de endorfinas, otras actividades placenteras también los elevan. Podemos, por ejemplo, aumentar las endorfinas comiendo chocolate oscuro, haciendo ejercicio regularmente, practicando yoga, y tal vez la actividad más interesante, estando con otras personas. Cuando nuestros niveles de endorfinas bajan, buscamos actividades o condiciones que nos hagan sentir mejor al elevar esos niveles de endorfinas. Animo a los lectores a buscar la compañía de otros.

Eso nos lleva a la otra deficiencia que desencadena o mantiene el abuso de drogas. La idea de que la disminución de la interacción social conduce al aumento del uso de opioides.

Creo que estar con otras personas, la socialización, estimula nuestros niveles de endorfinas porque los humanos somos animales sociales. Nos gusta estar con otras personas, como las abejas que viven en colmenas, los humanos prosperan cuando viven juntos. Es la razón por la que las ciudades crecieron a partir de aldeas. Aristóteles dijo: "Quien disfruta de la soledad es una bestia salvaje o un dios". Los humanos no somos bestias ni dioses, solo somos humanos.

Creamos y vivimos en sociedades. El problema es que la sociedad occidental está cambiando. Estamos disminuyendo nuestra interacción con otros humanos, nuestro contacto casi impulsado hacia abajo por nuestras elecciones. Ha estado ocurriendo durante cien años y mi propia familia es un buen ejemplo de cómo incluso la estructura familiar refleja esa idea. Es el primer, pero no el último detonante de la disminución de la interacción.

Tan lejos como puedo rastrear, el abuelo de mi padre, mi bisabuelo paterno, tenía seis hermanos. Lo sé solo porque envié mi saliva a una compañía de pruebas de ADN y dos años después, recibí un correo electrónico inesperado desde Bielorrusia, de una familia con la que estaba relacionado. Mi punto es que la familia de origen de mi padre era enorme según los estándares modernos, pero hace 100 años, cuando mi abuelo huyó de Bielorrusia, se estableció en Elizabeth, NJ. Tuvo tres hijos, la mitad del número de hermanos que tuvo su padre. Mi papá fue uno de esos y tuvo una hermana mayor y un hermano menor. Ni su hermano ni su hermana tuvieron hijos y mi papá y mi mamá me tuvieron a mí. Así que, en dos generaciones, mi familia pasó de tener seis hermanos a ser solo yo.

Intenté revertir esa tendencia teniendo dos hijos con mi primera esposa y uno más con la segunda, pero creo que mi propia experiencia representa cómo la estructura familiar ha cambiado aún más en el último siglo. No solo ha disminuido el tamaño de las familias, sino que el número de divorcios en Estados Unidos ha aumentado y ha alcanzado casi el cincuenta por ciento de todos los matrimonios... aunque el 100% de mis matrimonios fracasaron.

El punto es que, si nos sentimos bien, podemos agradecer a nuestras endorfinas, y si nuestros niveles de endorfinas bajan, no nos sentimos bien. Es una pregunta intrigante por qué estar con otras personas elevaría nuestros niveles de endorfinas. ¿Es la sensación de soledad una deficiencia de endorfinas?

La reciente pandemia de Covid empeoró nuestro aislamiento. Nos hizo aislarnos físicamente de los demás por razones de salud. Negocios, escuelas y tiendas cerraron, ocultamos nuestras caras con mascarillas médicas y nos dijeron que mantuviéramos una distancia de dos metros. No es de extrañar que las muertes por sobredosis de drogas continúen aumentando cada año, especialmente durante la pandemia. Nos faltó el contacto social.

La sociedad ha cambiado de otras maneras durante el último siglo, además de cambiar el tamaño de las familias. Nos hemos mudado de entornos urbanos llenos de gente, donde vivíamos en apartamentos, frecuentemente con más de una familia inmediata compartiendo el mismo apartamento, a viviendas suburbanas de una o dos familias, cada una con solo uno o dos adultos que crían a uno o dos hijos. Las familias, debido a esa dispersión, no proporcionan la interacción social que nos hace sentir bien todo el tiempo al mantener nuestras endorfinas en niveles normales y elevados. De manera similar, aislados en nuestras viviendas unifamiliares en los suburbios, esa nueva estructura no proporciona la interacción con personas no relacionadas que define el vivir en sociedad. El resultado neto es que nuestros niveles de endorfinas caen, y eso nos hace infelices. Es una hipótesis que podría probarse.

Correlacionado con toda esa disminución del tamaño de las familias y personas mirando sin emoción sus teléfonos celulares en lugar de hablar entre sí, la tasa de uso de opioides y las muertes por sobredosis siguen aumentando.

Hay un peligro en esa declaración porque, en estadística, es un error decir: "La correlación implica causalidad". Eso significa que simplemente porque dos variables cambien a la misma tasa, como el tamaño de las familias disminuyendo y el uso de opioides aumentando, los matemáticos enseñan que es un error concluir que una causó a la otra.

Probar la correlación requiere datos y esos datos también existen, aunque antes de que podamos profundizar en ellos, debemos ser conscientes del desastre que el abuso de opioides nos ha traído.

En enero de 2019, el Instituto Nacional sobre el Abuso de Drogas (NIDA) informó que 130 personas morían cada día por sobredosis de opioides.

Propongo que no podemos culpar a nadie ni a ninguna organización por esa tasa de mortalidad, aunque pensar en por qué tantas personas mueren por opioides estimula una respuesta humana natural de querer culpar. ¿Es la publicidad de las compañías farmacéuticas en televisión lo que aumentó el uso de opioides o la invención de nuevas formulaciones? ¿Es la débil regulación de esa industria farmacéutica por parte de la FDA de Estados Unidos? ¿Es el vivir en estructuras familiares más pequeñas o en los suburbios una causa de descontento que lleva a la gente a consumir opioides? Aún más cínicamente, ¿son los juegos y los mensajes de texto en los teléfonos celulares los que han creado descontento y estimulado el consumo de opioides?

Probablemente sea todo lo anterior. No animo a culpar, pero sí desafío a todos a aceptar la responsabilidad. Tal vez esa responsabilidad no sea más que sentarnos con nuestros hijos durante una hora al día y hablar con ellos sin interferencias. Acordar de antemano: "No miraré ni contestaré mi teléfono durante la próxima hora, y tú tampoco".

Es un comienzo.

Veamos un poco más de datos. NIDA continuó informando que entre el 21 y el 29 por ciento de las personas a las que se les recetaron opioides para el dolor crónico los usaron incorrectamente. Eso muestra que no seguimos las instrucciones muy bien, ni siquiera las médicas. No es una sorpresa, los humanos somos una especie independiente. Como sociedad, no seguimos muy bien las pautas dietéticas ni nos detenemos completamente en una señal de ALTO si no hay tráfico, a menos que veamos un coche de policía esperando multarnos.

Entre el 8 y el 12 por ciento de las personas a las que se les recetaron opioides para el dolor crónico desarrollaron un trastorno por uso de opioides y la mitad de esos pacientes pasó de los opioides recetados al uso de heroína. Eso sugiere que los propios medicamentos son mucho más poderosos y peligrosos de lo que cualquiera pensó hace una generación y su poder sobre nosotros y el peligro que representan, solo ahora se están comprendiendo, reforzados por las estadísticas.

Tomemos una perspectiva diferente para enfatizar lo que estoy diciendo. Si invertimos la pregunta que hacemos sobre esas estadísticas y preguntamos a los usuarios: "¿Cómo empezaste a usar opioides?", descubrimos que el 80 por ciento de todos los usuarios de heroína comenzaron abusando de sus opioides recetados. Nuevamente, los opioides recetados no son la causa de la epidemia, sino una ruta fácil y casi sin barreras tomada por personas que esperaban algo diferente.

La historia empeora si observamos la expansión del uso de opioides. El mismo informe de NIDA nos mostró que las sobredosis de opioides en la región del medio oeste de EE. UU. aumentaron un 70 por ciento en solo catorce meses, de julio de 2016 a septiembre de 2017. Pero antes de que observemos ese aumento asombroso y concluyamos que el abuso de opioides se está trasladando al medio oeste rural, ese mismo estudio de NIDA informa un aumento del 54 por ciento en el uso de opioides en dieciséis grandes ciudades. Así que el uso y abuso de opioides está en todas partes, y se está extendiendo y creciendo a un ritmo aparentemente incontrolable.

Lo diré nuevamente, son drogas más poderosas y peligrosas de lo que jamás nos dimos cuenta. Eso da miedo, porque como nos enseña el adagio: "El gato está fuera de la bolsa" en lo que respecta al uso de opioides.

Se Siente Como un Resfriado

Tu piel parece estremecerse, sientes sueño, tu apetito disminuye, y te sientes débil. Tal vez tengas un resfriado o, peor aún, la gripe.

Espera un momento.

La energía, el apetito y la fuerza son expresiones físicas que son gestionadas por nuestros cerebros. Si tenemos un resfriado, ¿cómo lo sabe nuestro cerebro? Siempre nos han enseñado que nuestros cerebros no están conectados a nuestros sistemas inmunológicos. Pero si el virus se ha infiltrado dentro de nosotros, nuestros cerebros de alguna manera responden con esos síntomas que mencioné antes. Debe haber una señal, ¿pero cuál es?

No es el virus entrando en nuestros cerebros. Los virus son mantenidos fuera por algo llamado la barrera hematoencefálica. Nos enseñan que es nuestro sistema inmunológico el que combate el virus. Producimos anticuerpos contra los virus, y tenemos células sanguíneas especiales cuyo trabajo es devorar esos desagradables virus.

Pero investigaciones recientes nos han mostrado que nuestros cerebros están conectados a nuestros sistemas inmunológicos. Entonces, cuando nuestros sistemas inmunológicos entran en acción, nuestros cerebros son alertados. Es así como obtenemos esos efectos secundarios de sentirse extraño, lloroso y somnoliento. Es por eso que llamamos "cerebros" a las unidades de procesamiento central de nuestras computadoras, y por qué los errores que se infiltran se llaman virus informáticos.

Muchos de esos mismos síntomas, como la somnolencia, la sensación de extrañeza y la debilidad, también son efectos secundarios de los opioides. Esto abre otra pregunta. ¿Por qué la gente usaría drogas voluntariamente que les hacen sentir como si tuvieran un resfriado? No son sensaciones placenteras.

Porque el subidón de la droga es mejor que los efectos secundarios que produce.

Uno de los descubrimientos más recientes sobre los efectos de los opioides es que nuestros cerebros están conectados a nuestros sistemas inmunológicos. Es un trabajo que se desencadenó y desarrolló a partir de la epidemia de SIDA en la década de 1980. Un tercio de los pacientes con SIDA abusaban de la heroína. Los científicos comenzaron a rascarse metafóricamente la cabeza y a preguntarse: "¿Es la heroína inmunosupresora? ¿Su uso suprimió nuestros sistemas inmunológicos y permitió que el virus del SIDA los infectara?"

Sí, la heroína y la morfina son inmunosupresoras, y nuestros cerebros sí le dicen a nuestros sistemas inmunológicos qué hacer. Los pacientes con SIDA fueron estudiados con morfina.

Entonces, tiene sentido que un resfriado o la gripe envíen señales a nuestros cerebros para causar efectos secundarios. Lo que nos sorprendió a todos es que las drogas opioides, además de activar los receptores de opiáceos en nuestro cerebro, también activan los sistemas inmunológicos de nuestro cerebro.

Esto abre muchas posibilidades. ¿Podrían nuestros propios sistemas de endorfinas/encefalinas interactuar con los sistemas inmunológicos de nuestros cerebros? ¿Nuestros propios opioides le dicen a nuestros cuerpos cómo reaccionar cuando alguien estornuda cerca de nosotros en un avión o nos pasa los mocos durante nuestro trayecto matutino?

¿Podemos tratar la adicción a los opioides a través del sistema inmunológico de nuestro cerebro, proporcionando otra vía para ayudar a los adictos?

Los científicos de todo el mundo están pensando en eso. Leí un artículo de 2014 coescrito por el Dr. Mark R. Hutchinson de Adelaide, Australia, y la Dra. Linda Watkins de la Universidad de Colorado, Boulder. Su artículo, en la revista médica *Neuropharmacology*, se titulaba "Why is Neuroimmunopharmacology crucial for the future of addiction research?" Les escribí a ambos preguntando si había avances en sus investigaciones y quién más estaba trabajando en ello. Ambos respondieron.

No solo nuestros cerebros tienen ramas de nuestros sistemas inmunológicos, sino que partes de nuestro sistema inmunológico también tienen receptores de opiáceos. Entonces, nuestros receptores de opiáceos también se encuentran fuera de nuestros cerebros.

Esto abre aún más preguntas. ¿Son las drogas opioides inmunosupresoras al unirse a los receptores de opiáceos en las células de nuestro sistema inmunológico, o actúan sobre nuestro sistema inmunológico al unirse a los receptores de nuestro cerebro?

Todavía estoy confundido y espero que los científicos resuelvan eso. Las preguntas no solo son fascinantes, sino que también hay una verdadera promesa de avanzar en nuestro conocimiento de cómo tratar una sobredosis de opioides.

Busqué más y continué investigando el comportamiento social porque he enfatizado que la pérdida del contacto social desempeñó un papel en la propagación del abuso de opioides. El contacto social también es lo que transmite los virus del resfriado a otros. Todo está conectado.

Encontré un artículo médico de 2019 en la revista *Neuroscience*, escrito por Kayt Sukel, titulado "In Sync: How Humans are Hard-Wired for Social Relationships".

Ella cita a la Dra. Simone Shamay-Tsoory de la Universidad de Haifa. "Históricamente, los científicos intentaron entender el comportamiento social observando a una persona a la vez. Pero eso no es suficiente para comprender las bases neurales detrás de tales interacciones complejas".

¿Qué interacciones complejas? Ella hablaba de la empatía. Citó más a la Dra. Shamay-Tsoory, y la científica israelí definió la empatía como la "capacidad de sentir y comprender las emociones de otras personas. Hay aspectos emocionales de la empatía, donde compartimos los mismos sentimientos que otra persona, así como aspectos cognitivos, que es nuestra capacidad de adoptar la perspectiva de otra persona...". La expresión en inglés es: "Intenta considerarlo desde mi perspectiva".

Continuó describiendo un experimento fascinante en el que ella y sus colegas realizaron escáneres cerebrales de dos personas simultáneamente. La Dra. Shamay-Tsoory describió el experimento: "Los investigadores reclutaron personas en parejas. Uno de los dos participantes recibió un estímulo de calor que resultó en una sensación similar a una quemadura. El otro sostuvo su mano opuesta, ofreciendo empatía y apoyo. Cuando las parejas eran desconocidos, los investigadores no vieron mucho efecto. Pero cuando las parejas eran parejas románticas, vieron patrones similares de actividad cerebral en la banda alfa-mu, un tipo de onda cerebral previamente implicada en la empatía, en el lóbulo frontal derecho tanto en la persona que sentía el dolor como en la persona que ofrecía consuelo. De hecho, cuanto mayor era la sincronía cerebral entre los dos, menos dolor reportaba la persona que recibía el estímulo de calor, lo que sugiere que el toque reconfortante del empatizador podría contribuir a una forma de analgesia relacionada con el tacto".

¡Uf!

La heroína suprime nuestros sistemas inmunológicos además de aliviar el dolor. Pero también podemos proporcionar analgesia a nuestras parejas románticas simplemente tocándolas. Le da n nuevo significado a la expresión, "Me haces sentir bien".

Es una nueva dimensión tanto en la socialización, que muestra evidencia de que las personas están conectadas entre sí, como en la conexión de nuestros sistemas inmunológicos con nuestros cerebros, abriendo una nueva vía de comunicación y, con suerte, de terapia.

¿Hay una salida?

Tenemos una emergencia de salud pública entre manos y, aunque no pretendo pintar un cuadro sombrío ni ser pesimista, debemos encontrar una salida a esa emergencia y es un trabajo arduo. No podemos, en conciencia, tolerar que las drogas maten a 100,000 jóvenes al año sin fin a la vista.

¿Dónde empezamos?

La buena noticia es que creo que ya hemos comenzado. Los médicos son menos propensos a renovar las recetas de opioides, y en muchos estados, es ilegal renovarlas. En segundo lugar, las recetas que emiten son para menos días, porque la mayoría de los pacientes no necesitan un opioide durante una semana o más después de un procedimiento quirúrgico menor, como poner un hueso roto, quitar una verruga antiestética o extirpar un pequeño tumor. Dos o tres días son suficientes para que el dolor de esos tres procedimientos disminuya, y muchos otros también. En algunos casos, los opioides pueden no ser la primera línea de defensa contra el dolor de un procedimiento médico o el alivio temporal de una lesión menor. El paracetamol (Tylenol), o incluso simplemente una bolsa de hielo en la herida, puede ser suficiente. No podemos sancionar la "imposición de manos" a pesar del experimento interesante que describí en un capítulo anterior. Mi descripción se ajusta al papel de las familias y la estructura social.

Nos enfrentamos a un problema derivado de que los médicos sean menos propensos a renovar las recetas de opioides. Tendemos a revertir los errores con una reversión completa de nuestras acciones cuando menos que una reversión total podría funcionar.

Parece que está surgiendo una epidemia de dolor entre los pacientes que sufren dolor crónico debido a la reducción de las recetas de medicamentos opioides. Necesitamos buscar un equilibrio allí, quizás pautas a seguir. Es un buen proyecto para que los profesionales del dolor y los médicos que tratan el cáncer lo aborden en reuniones profesionales.

Con respecto a esa epidemia de dolor, un artículo reciente en la revista médica *Pain* concluyó: "La discontinuación, ya sea abrupta... o con reducción de la dosis... aumentó significativamente el riesgo de suicidio en comparación con aquellos con una dosis estable o en aumento".

El suicidio es elegido por los usuarios de opioides con recetas para el dolor crónico porque sea lo que sea que cause su dolor, es más de lo que pueden soportar. Si has sufrido dolor por una lesión o enfermedad, puedes entenderlo.

Eso sugiere que debemos ser cuidadosos al abordar un aspecto de la reducción de riesgos en nuestra sociedad, no reducir las recetas para pacientes que sufren dolor crónico. Son salvavidas. Necesitamos moderación, no reversión.

La industria farmacéutica, especialmente después del fiasco de Purdue con OxyContin, será menos propensa a desarrollar nuevos opioides o incluso reformular los antiguos. Los científicos coinciden en que necesitamos una nueva clase de fármacos que estimulen nuestros receptores opiáceos sin hacernos perder el conocimiento, darnos un subidón, producir tolerancia, dependencia física o, al cesar la dosis, abstinencia. Tal vez necesitemos un medicamento simplemente para estimular nuestra propia producción de endorfinas. Es una gran petición, pero los humanos somos una especie inteligente y llena de recursos, y la industria farmacéutica nos ha dado en el pasado la aspirina, que ahora previene ataques cardíacos, la penicilina que trata infecciones y toda una selección de fármacos que previenen convulsiones, por lo que sabemos que son capaces de un trabajo brillante e innovador. También creo que todos estamos de acuerdo en que deberían poder obtener beneficios para distribuir a sus accionistas, porque a todos nos gusta vivir en una economía de mercado libre. Exportar medicamentos es una forma de traer efectivo al país. Eso es balance de comercio.

De manera similar, es muy poco probable que la Administración de Alimentos y Medicamentos de EE. UU. (FDA) apruebe alguna extensión de producto para cualquier opioide existente o un nuevo opioide sintético. Pienso en mis últimos días en la industria cuando uno de mis proyectos fue gestionar el desarrollo de un comprimido de Dilaudid OROS que habría sido recetado por veinticuatro horas. BASF vendió mi división antes de que solicitáramos una licencia para comercializar esa formulación. No veremos eso de nuevo, aunque la Corporación Alza, los inventores de la tecnología OROS, realizó ensayos clínicos de Dilaudid OROS en 2006, pero fueron adquiridos por Johnson & Johnson y Dilaudid OROS nunca llegó al mercado. La división Alza de J&J sí comercializa un parche de fentanilo, conocido como Duragesic, así que mi discusión sobre el fentanilo debe incluirlos. Sabemos que cometieron errores debido a las enormes multas que pagaron a los Estados.

La influencia de los teléfonos móviles en la interacción humana continuará creciendo a medida que los teléfonos se vuelvan más versátiles y lleguen a más personas. Mi hijo de trece años tiene uno y ve videos de YouTube a menos que intervenga. Simplemente le busco otra cosa que hacer. Tiene su propio banco de trabajo en mi taller del sótano y no solo le estoy enseñando carpintería, también es mi sous-chef en la cocina. Hace una excelente cazuela de macarrones con queso y, mientras escribo, está en la cocina haciendo lasaña.

Es interesante que Internet esté prestando atención a la idea de que necesitamos más contacto con otras personas. No solo tenemos Facebook, LinkedIn, Twitter e Instagram, sino que los sitios de citas se han multiplicado y ahora puedes buscar una cita de cualquier edad, orientación sexual, género o estado civil. Incluso hay sitios más nuevos con el objetivo de identificar personas con intereses similares. *Meet Up* es uno que he utilizado únicamente para encontrar talleres de escritura, aunque la crianza en solitario me impide asistir a esas clases en persona.

¿Y qué pasa con la ley y el uso de opioides? Como sigo repitiendo, creo que la adicción a los opioides es un problema médico, no un problema legal. Los adictos deberían ser pacientes en primer lugar, no acusados. Los traficantes de drogas son criminales y deben ser arrestados. Esa posición se complica cuando los adictos a los opioides venden drogas para pagar sus adicciones. Necesitamos un debate público y algunas ideas nuevas sobre ese pequeño punto de superposición sociológica.

Existe una postura que propone que los adictos que venden drogas para mantener su propio hábito deberían estar exentos de persecución y ser tratados como pacientes si ingresan a un tratamiento de adicción, se mantienen libres de opioides y cooperan con las fuerzas del orden. Es muy razonable y debería ser nuestro punto de partida para la discusión.

De manera similar, la tecnología debe ayudarnos. El fentanilo chino continúa entrando furtivamente en los Estados Unidos a través de México, y da miedo considerarlo debido a la potencia del fentanilo. La dosis humana es tan pequeña que una caja de zapatos llena de fentanilo es suficiente droga para docenas, si no miles de personas, y es fácil esconder una caja de zapatos en un tráiler lleno de productos fabricados en China. La heroína sigue siendo cortada con fentanilo y vendida como heroína, lo que convierte a la heroína, ya de por sí una droga peligrosa, en una que es letal. Otros derivados del fentanilo, como el carfentanilo y el alfentanilo, son aún más potentes que el fentanilo, por lo que el problema se está volviendo más complicado a medida que más de esos derivados se cuelan. El carfentanilo se conoce comercialmente como Wildnil. Necesitamos una supermáquina olfateadora para detectar un paquete del tamaño de una caja de zapatos escondido en un tráiler. El desafío está ahí, y creo que tenemos la tecnología para enfrentarlo. Necesitamos una invención cuyo trabajo sea olfatear drogas. Es un desafío para la industria tecnológica. Ojalá supiera escribir código.

Del mismo modo, el fentanilo está apareciendo incorporado en otras drogas. De hecho, en los Estados Unidos se encuentra en la mayoría de las muertes por sobredosis de opioides, ya sea como la droga principal o como un contaminante de la droga principal.

Por último, creo que una actitud madura hacia la adicción a los opioides debería reemplazar la respuesta impulsiva que muchos tenemos cuando leemos o escuchamos una transmisión sobre las últimas muertes debido a estas drogas. Los adictos a los opioides no son solo pacientes médicos, son víctimas de los mismos cambios en la sociedad que nos hacen sentarnos en una multitud y mirar nuestros teléfonos. Nos hemos alejado unos de otros, la sociedad se ha diluido y el resultado es que muchas personas recurrieron a los opioides para llenar el vacío dejado por la falta de contacto social. Sigo volviendo a la idea de que la soledad disminuye nuestros niveles de endorfinas y el abuso de opioides es nuestro mecanismo para ocupar nuestros receptores opiáceos que quedan vacíos. Es una idea que necesita ser probada.

Cuando te sientas tan mal que comiences a pensar en "tomar algo", es mejor que llames a un miembro de la familia o visites a alguien. Esa sensación pasará, y si no pasa o sientes que no puedes soportarlo, llama a un terapeuta.

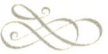

Voces Nuevas, Problema Viejo

Cuando comencé a escribir sobre los opioides, compartí partes iniciales de mi trabajo con miembros de varios talleres de escritura de no ficción a los que me había unido, algunos recientemente y otros a los que me uní hace años. Varios de ellos dijeron: "Tu tema es importante y lo manejas bien con un buen trasfondo personal, pero necesitas nuevas voces, especialmente las voces de los adictos". Otros dijeron: "Tu escritura es aburrida". Me retiré de esos talleres.

Añadir nuevas voces es una gran idea, pero difícil de lograr, especialmente el objetivo de entrevistar a adictos en recuperación. Comencé escribiendo a Narcóticos Anónimos para pedirles entrevistar a algunos miembros. Dijeron: "No", y su rechazo incluía: "Nuestra experiencia nos dice que podrías ser mejor servido por alguien en la industria del tratamiento". Al menos respondieron, ¿y a qué experiencia se referían?

Luego hice una lista de todas las instalaciones de tratamiento de adicciones en un radio de cuarenta millas de mi casa en el norte de Nueva Jersey. Escribí a aquellas que proporcionaban una dirección de correo electrónico, pero tuve aún menos respuesta que con Narcóticos Anónimos. Ni siquiera un correo de respuesta de ninguna instalación de tratamiento que consulté. Ni siquiera una referencia. Luego llamé a algunas otras que proporcionaban un número de teléfono. "Alguien se pondrá en contacto contigo", dijeron varios contactos. Nadie lo hizo.

Fui a mi departamento de policía local y me presenté al policía uniformado en la recepción: "Vivo en esta ciudad y estoy trabajando en un libro sobre los opioides. Me gustaría reunirme con un detective de narcóticos como parte del contexto para mi libro". Le entregué mi tarjeta de presentación que solo tiene mi nombre, número de teléfono móvil y dirección de correo electrónico.

Fue cortés, asintió y dijo: "Dame un minuto", y entró a una habitación trasera con mi tarjeta.

Tenía muchas esperanzas, pero menos de cinco minutos después, reapareció y dijo: "Alguien se pondrá en contacto contigo".

Nadie lo hizo.

Por grande que sea la epidemia de uso de opioides y las muertes resultantes por sobredosis en los EE. UU., todavía no he encontrado un adicto o un profesional de la ley dispuesto a ser entrevistado sobre el tema. Manténganse atentos.

Así que me reenfoqué en un grupo diferente. Un abogado que conocía del gimnasio al que había pertenecido me escribió y me recomendó que me reuniera con un consejero de adicciones que conocía. Me puse en contacto con el hombre y organizamos una reunión para almorzar, que comenzó de manera amistosa cuando me dijo: "Trae tu almuerzo a mi apartamento".

Lo hice.

Su nombre es Stephen Jay Levy, y es un psicólogo que ha pasado los últimos cincuenta años trabajando con adictos en recuperación y alcohólicos, y escribiendo libros sobre el tema, uno de los cuales acabo de pedir. Lo escribió con Jacqueline Cohen, y lo titularon *The Mentally Ill Chemical Abuser: Whose Client?*

"Mi opinión sobre el tratamiento de la adicción es que los usuarios están enfermos y merecen ser pacientes médicos", le dije para introducir mi tema. Ya he defendido ese punto de vista antes y seguiré haciéndolo.

Levy estuvo de acuerdo conmigo y dijo: "El único modelo que funciona con los adictos es el modelo de salud pública". El modelo de salud pública ve la adicción a los opioides como una enfermedad tratable, no como un delito que encierra a los adictos como criminales. Tiene otra cita en su tarjeta de presentación: "Se trata de cambio", y su filosofía clínica declarada en su sitio web dice, en parte: "Si los trato como la persona en la que son capaces de convertirse, se convertirán en esa persona".

Los adictos son personas completamente capaces de convertirse en ex-adictos con el tratamiento adecuado. Durante nuestra reunión, me recomendó otros tres libros.

Le envié un correo electrónico unos días después: "Muchas gracias por reunirse conmigo hoy. Ya he pedido tres de los libros que recomendó. Todavía me gustaría añadir una o más voces de adictos a mi libro, y si pudiera ayudarme a alcanzar ese objetivo, estaría agradecido".

Su respuesta más breve fue: "Ve a reuniones abiertas de NA". NA es Narcóticos Anónimos. Sentí que sería engañoso de mi parte si asistía a una de esas reuniones únicamente para entrevistar a adictos en recuperación, pero este es el siglo XXI, así que me dirigí a las redes sociales.

Encontré un grupo en Facebook llamado Addiction Recovery Support Group y solicité unirme.

El grupo aceptó mi solicitud para unirme porque hace muchos años me había unido a Alcohólicos Anónimos. A.A. me ayudó a dejar de beber y un año después de dejar el alcohol, presenté una demanda de divorcio contra mi primera esposa. No me he acercado al alcohol en treinta años, aunque acabo de pasar por el divorcio de mi segunda esposa, así que no creo que mi elección de esposas o mis divorcios estén relacionados con el alcohol. No echo de menos a ninguna de las dos esposas ni a mi vaso diario de whisky escocés.

Publiqué un aviso dentro del Addiction Recovery Support Group que decía, en parte: "Me gustaría escuchar de ti si eres un adicto en recuperación de opioides".

Unos días después, otro miembro respondió a mi publicación. Dijo: "He estado limpia desde el 13 de enero de 2019. Fui adicta a los opiáceos durante 6 años". Incluyó algunas fotos de sí misma, y era joven y atractiva.

"Bien hecho. ¿Cómo lograste dejar de sentirte mal y tratar ese malestar con opioides?" respondí a su entrada.

Ella me respondió una hora después: "Honestamente, simplemente lo dejé de golpe y comencé a asistir a… una clase. Mi médico me puso los medicamentos correctos para la salud mental, y eso ayudó con la sensación horrible". Su respuesta fue mi introducción a la frecuente presencia de enfermedades mentales en los adictos. Comenzó a cambiar mi opinión sobre la adicción a las drogas. Veo la adicción a las drogas y la enfermedad mental en un continuo, aunque no puedo explicar cuál de las dos viene primero en esa línea.

"Gracias", le dije. "Estoy trabajando duro en un libro sobre los opioides y la adicción. Nunca menciono nombres. No hay que tener miedo".

"Puedes mencionar mi nombre si quieres. Acepto lo que he hecho".

Me sorprendió y encontré un nuevo uso para las redes sociales, conocer y hablar con adictos.

Un psicólogo que conozco también me dio un nombre y dijo: "Es un trabajador social y se reunirá contigo".

Una semana después, organizamos una reunión en un Panera local. Mientras esperaba en la entrada, miraba al estacionamiento y de repente un coche se estacionó en un espacio etiquetado como para discapacitados, y el conductor salió y se desnudó hasta quedarse en ropa interior antes de ponerse otra ropa.

Uno de los empleados de Panera detrás de mí se rió y preguntó: "¿Es ese el tipo que estás esperando?"

"Espero que no", sonreí y anuncié en voz alta lo suficiente como para que toda la sala de clientes comiendo pan comenzara a reírse.

Entonces entró un hombre de mediana edad, con una camisa de vestir rosa recién planchada y una corbata a juego, con dos tarjetas de identificación colgando de una cinta alrededor de su cuello.

"¿Eres John Corcoran?" pregunté.

Él asintió 'sí', nos dimos la mano, nos paramos en el mostrador, pedimos y luego encontramos una mesa.

Después de breves presentaciones, dijo: "Soy trabajador social [en el hospital local] y trabajo con adictos en recuperación".

"¿Hay alguna droga adictiva que predomine entre tus pacientes?" pregunté, mientras me refería a mi lista de preguntas. Siempre hago mi tarea antes de las entrevistas, y había anotado esas preguntas la noche anterior.

"No, han tomado de todo", dijo sin emoción.

"¿Hay algún cambio en el gobierno o la industria farmacéutica que te gustaría ver o podrías recomendar?" pregunté, entre bocados de mi sándwich de queso a la parrilla.

"Me gustaría que todos asumiéramos más responsabilidad personal", dijo. "No se trata de lo que pueden hacer, se trata de lo que podemos hacer nosotros".

Terminamos nuestro pequeño almuerzo con mi oferta estándar: "Mi objetivo es entrevistar a algunos adictos en recuperación. Respeto el anonimato". Nos dimos la mano y nos despedimos.

Dos días después, entrevisté al psicólogo Charles Heller, cuyo trabajo es trabajar con adictos encarcelados en lo que solía ser conocido como la Prisión Estatal de Rahway, Nueva Jersey. Ha sido renombrada como

Prisión Estatal del Este de Nueva Jersey. Dijo: "No puedo organizar que entrevistes a adictos en recuperación debido a la ley HIPAA".

HIPAA significa Ley de Portabilidad y Responsabilidad de Seguros de Salud de 1996. Intenta mantener nuestros registros médicos privados y, aunque se interpone en mi camino para entrevistar a adictos en recuperación, es alentador ver que están siendo tratados como pacientes médicos a pesar de su condición simultánea de criminales condenados. Es un comienzo.

Luego comenzó una nueva semana y organicé entrevistar a un miembro de la facultad de la Universidad de Cincinnati, donde obtuve una licenciatura tantos años antes. Reservé tres días para conducir hasta allí porque mi memoria me decía que el viaje solía ser divertido. Claro, yo tenía dieciocho años la primera vez que conduje hasta allí.

No fue tan divertido como lo fue entonces. Fueron 619 millas desde mi entrada hasta el estacionamiento del hotel, y el viaje tomó diez horas y media. Cuando llegué al estacionamiento del hotel, mi primer pensamiento fue, debí haber volado. La próxima vez lo haré.

Estaba programado para reunirme con Claudia Rebola, a quien había contactado un mes antes después de leer un artículo sobre ella titulado *Diseñando una Línea de Vida* en mi publicación de exalumnos, *UC Magazine*.

La línea de vida que ella inventó es un dispositivo dispensador de naloxona para el cual compartió conmigo su visión: "Me gustaría verlo disponible en estaciones de tren, bibliotecas y cualquier otro lugar que frecuenten los adictos".

Ella se mantiene ocupada y fue promovida recientemente a Decana Asociada de Investigación. Tiene responsabilidades administrativas ahora además de enseñar a los estudiantes, promover su invención, dar entrevistas en televisión, reunirse con reporteros y responder a mis preguntas. Me llevó cuarenta minutos encontrar su oficina porque el campus ha crecido mucho desde que era estudiante. Aunque la huella del campus principal no había cambiado en todos esos años, parecía más grande de lo que era hace cincuenta años, y las colinas también eran más empinadas. Curioso cómo la geografía cambia a medida que envejecemos.

El momento en que entré en su oficina, vi a una atractiva mujer de unos cuarenta años, vestida con jeans y un chaleco de cuero. Tenía un acento español porque era de Argentina y su casco de motocicleta descansaba prominentemente en una mesa lateral.

"Un motociclista", le dije.

"Sí, lo compré hace unas semanas como un regalo de cumpleaños para mí misma", me mostró una foto de su nueva moto en su computadora. Valiente mujer.

Le pregunté, "¿Qué te impulsó a diseñar un dispensador de naloxona?"

"Diseño cosas en base a las necesidades de los usuarios y de acuerdo con la pregunta, ¿cómo puedo ayudarlos?" explicó. "Cuando estaba en la Escuela de Diseño de Rhode Island, colaboré con un miembro de la facultad de la Universidad de Brown, e introdujimos un dispositivo que llamamos el Naloxbox. Hay uno en la Biblioteca Pública de Providence."

"¿Usaba naloxona inyectable?" pregunté.

"Sí, naloxona inyectable, y solo hay una dosis en cada Naloxbox."

Una rápida revisión del sitio web de Naloxbox (www.naloxbox.org) reveló la interesante cifra de 56 instalaciones de Naloxbox distribuidas por Rhode Island.

Claudia dejó "RISDY", como se refirió a la escuela, y se trasladó al Colegio de Diseño, Arquitectura, Arte y Planificación de Cincinnati, o DAAP.

Me invitó a ver su exposición en el vestíbulo de DAAP y caminamos desde su oficina hasta allí.

"Tengo que desmontar esta exposición pronto", explicó mientras leía los paneles de la exposición que discutían su nuevo dispositivo, al que llama AntiOD.

Uno de los paneles reproducía un corto poema titulado, *Mi Adicción*, de un usuario anónimo de AntiOD:

"Usé por la felicidad y me volví infeliz. Usé por la alegría y me volví miserable. Usé por la sociabilidad y me volví argumentativo. Usé por la sofisticación y me volví odioso. Usé por la amistad y me hice enemigos. Usé por la fuerza y me sentí tan débil. Usé por la relajación y me volví ansioso. Usé por el coraje y me volví temeroso. Usé por la confianza y me volví dudoso. Usé para hacer la conversación más fácil solo para tartamudear mis palabras. Usé para sentirme celestial y terminé sintiéndome como en el INFIERNO."

Más que cualquier otra palabra sobre la adicción, ese poema captura el problema fundamental del uso de opioides. Las drogas consistentemente entregan un efecto opuesto al que los usuarios esperan que entreguen, pero para cuando los usuarios reconocen que fueron engañados, ya están enganchados a la droga.

"Estás asumiendo la responsabilidad personal", le dije. "Es lo que John Corcoran me dijo la semana pasada."

Ella asintió y continuó, "Estoy teniendo problemas para conseguir naloxona para mis dispositivos AntiOD. La Junta de Farmacia de Ohio dice que necesito una receta médica para dispensar el medicamento."

"¿Has cambiado a la entrega nasal?" Se me ocurrió que es otro caso más de leyes que necesitan cambiar, especialmente si el cambio es para ayudar a las personas.

"Sí."

"Y tu objetivo es salvar vidas", murmuré.

Ella asintió 'sí' y agregó, "Ohio tiene la segunda tasa de mortalidad más alta por sobredosis de opioides."

Esa tarde me fui a Pittsburgh, donde tenía una reunión por la mañana con John Temple, autor de *American Pain*. Es un tipo alto y delgado y me recibió en la puerta a la mañana siguiente. Tenía el pelo rojo y una barba a juego.

Toda nuestra reunión duró 30 minutos, pero teorizó sobre por qué la región de los tres estados de Virginia Occidental, Ohio y Pensilvania tenía la tasa más alta de muertes por sobredosis en los EE. UU.

Según el sitio web del Centro para el Control y la Prevención de Enfermedades (CDC) de los EE. UU., las muertes en Virginia Occidental en 2017 debidas a sobredosis de drogas fueron tres veces mayores que las muertes debidas a armas de fuego. Esa proporción se mantuvo para Ohio y Pensilvania también. Las muertes por sobredosis son un problema mucho mayor de salud pública y seguridad que las armas de fuego en los EE. UU. Políticamente, muchos estadounidenses enfocan sus argumentos de política pública en el control de armas, lo que los pone en desacuerdo con aquellos que defienden la Segunda Enmienda de la Constitución. Ese argumento está fuera del alcance de este libro, aunque los datos continúan sugiriendo que deberían apuntar a otro lado… es decir, enfocar sus argumentos de política en el abuso de opioides y el problema de salud pública creado por las drogas.

El sitio web del CDC continúa citando una estadística nacional para 2017: 70,287 muertes por sobredosis, o 19,7 muertes por cada 100,000 habitantes, frente a 13,1 muertes por cada 100,000 habitantes en 2016, solo un año antes. Los estadounidenses se matan con sobredosis de drogas más de lo que se disparan entre sí o se chocan en accidentes. De hecho, las muertes por sobredosis ahora superan el total combinado de muertes por armas y accidentes, a pesar de los recientes informes de noticias sobre tiroteos masivos.

Para 2020, fuimos testigos del Coronavirus matando a 180,000 estadounidenses mientras escribo esto y, a primera vista, eso es casi el doble de las muertes por sobredosis. Es fácil pasar por alto que las muertes por sobredosis no solo se repiten cada año, sino que también aumentan cada año. Las muertes por Coronavirus tienen una vida limitada, por así decirlo.

Me senté con el autor John Temple durante nuestra breve entrevista (presentada en un capítulo posterior)… terminó cuando él empezó a mirar la hora en su teléfono móvil… Le pregunté: "¿Crees que la industria minera tiene algo que ver con la tasa de muertes por sobredosis en Virginia Occidental, Ohio y Pensilvania?"

Su respuesta me sorprendió. "Esa región de tres estados siempre tuvo una fuerza laboral que trabajaba con sus manos. Si no trabajaban, no les pagaban, por lo que no podían dejar que lesiones menores interfirieran con su capacidad para ganarse la vida. Si se lastimaban, iban a su médico local, quien les recetaba un opiáceo para que pudieran volver a trabajar sin dolor."

Él tenía mi atención y observé: "¿No están la mayoría de esos trabajos en China ahora?"

Asintió en acuerdo y continuó: "La población estaba acostumbrada a recibir una receta de opiáceos cada vez que se lastimaban y esa actitud no cambió cuando los negocios se mudaron al extranjero. Es por eso que el personal de ventas de Purdue Pharma apuntó a esta área de tres estados."

Esa es la compañía que comercializó OxyContin y desencadenó la epidemia de opioides.

Cerré nuestra reunión con: "Me gustaría contar contigo como parte de mi red mientras continúo escribiendo."

Asintió en acuerdo, nos dimos la mano y conduje las siguientes seis horas y media hasta mi casa.

El otro hecho no tan obvio al comparar la muerte por coronavirus con la muerte por sobredosis de opioides es que el coronavirus es más letal entre las personas mayores —mi generación incluida— y la sobredosis de opioides es más común entre las personas jóvenes.

Eso es más de 100 personas al día muriendo por sobredosis de drogas y el costo económico para los EE. UU., incluidos los costos de atención médica, justicia penal y la pérdida de productividad, es de miles de millones de dólares. Decir que la muerte por sobredosis de drogas es un gran problema es el mismo eufemismo que decir que una infección por coronavirus es como la gripe.

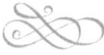

Oklahoma está bien

Hace cincuenta años, J&J lanzó un anuncio para las tiritas Band-Aid que las etiquetaba como "El vendaje generoso". Todos sabemos que J&J es Johnson & Johnson, todavía fabrican Band-Aid y siguen teniendo su sede en Nueva Jersey.

Un reciente titular de CNN anunció: Oklahoma gana juicio contra fabricante de medicamentos en juicio histórico por opioides. ¿Fabricante de medicamentos? J&J se ha transformado, en los últimos cincuenta años, de un fabricante de tiritas a una empresa farmacéutica que también sigue fabricando tiritas.

Oklahoma ganó 572 millones de dólares de ellos. Más de medio billón de dólares.

¿Cómo pudo la empresa que fabrica "El vendaje generoso" encontrarse en problemas con Oklahoma de esa manera? Ese veredicto contra J&J sigue la historia de Purdue Pharma, que continúa dominando las noticias desde hace casi una década. Se acusa a Purdue de comercializar OxyContin con demasiada agresividad en economías locales vulnerables, como la industria minera de EE. UU. en el área triestatal de Virginia Occidental, Ohio y Kentucky, provocando así la epidemia de opioides. También leí un artículo reciente del NY Times titulado *El gran fabricante de medicamentos está cerca de llegar a un acuerdo para evitar el primer juicio federal en la crisis de los opioides*. Discutieron el acuerdo de Mallinckrodt Pharmaceuticals "para pagar 24 millones de dólares a dos condados de Ohio" y "también donar 6 millones de dólares en medicamentos…".

Estamos Sobredosificados

Si ganar dinero de las empresas farmacéuticas no disminuye el uso excesivo de opioides, leí un artículo de noticias en el NY Times: "Un juez federal ordenó el miércoles [agosto de 2022] a tres de las cadenas de farmacias más grandes del país - CVS, Walgreens y Walmart - pagar 650,5 millones de dólares a dos condados de Ohio, dictaminando que las empresas deben ser responsables de su parte en la crisis de los opioides". El artículo continuaba diciendo: "El fallo es el primero de un juez federal que asigna una cifra monetaria firme contra las cadenas de farmacias por su papel en la crisis de los opioides".

Nos resultó fácil ganar dinero de las compañías farmacéuticas y las tiendas de medicamentos. Esto hizo que algunas personas pensaran que habían castigado a los responsables. Como he dicho antes, la industria farmacéutica no causó la epidemia de opioides. No ayudaron, pero no la causaron. Una FDA débilmente liderada tampoco la causó. Tampoco lo hizo la debilitación de nuestra estructura social. Todos contribuyeron, pero ninguna industria u organización la causó.

Luchamos mucho con la propagación de los opioides, su abuso y las muertes por sobredosis, y tenemos una tendencia natural a culpar a alguien o algo por esa propagación, colectivamente a señalar con el dedo a otros. Las empresas que fabrican, distribuyen y venden medicamentos opioides tienen dinero y se han convertido en objetivos, pero vuelvo a insistir, no es culpa de ellas solamente. Mantengo que una regulación gubernamental débil y malas prácticas de prescripción entre los profesionales de la salud son todas culpables. Culpar no resuelve ningún problema; solo asigna daños monetarios. Las razones de la epidemia de opioides son múltiples y, como he dicho, incluyen malas prácticas de prescripción, demasiados opioides en el mercado, una sociedad más débil, familias más pequeñas y la soledad. Es hora de que nos miremos en el espejo y, en lugar de culpar a alguien, tomemos la iniciativa. Llame a su representante del Congreso, escriba cartas al editor de publicaciones impresas, inicie un blog y utilice las redes sociales. ¡Hable!

Oklahoma fue tras J&J porque J&J posee una división conocida como Janssen Pharmaceutica, que vende un parche de receta del opioide fentanilo que lleva el nombre comercial Duragesic. Además, se acusa a J&J de fabricar y vender muchos de los productos químicos intermedios que otras empresas utilizaron para fabricar opioides. Obviamente, ¿las empresas con esa línea de productos deben ser culpables de la propagación del abuso de opioides, no es así?

No, no lo son. No son los únicos responsables, por lo que no podemos señalar a J&J y decir: "No deberían haber vendido Duragesic ni haber suministrado productos químicos a otras empresas", porque culpar a J&J de esa manera es análogo a que mi segunda exesposa me culpara de su depresión, que la llevó a un intento de suicidio, al colapso de nuestro matrimonio que siguió y a que yo asumiera la custodia de nuestro hijo. Ella siempre decía: "No me hiciste lo suficientemente feliz, así que intenté matarme".

Ambas acusaciones son un exceso, un intento de culpar a alguien más por nuestro propio problema. Los hombres y mujeres divorciados están asintiendo en este momento. Todos hemos sido culpados por los problemas de nuestros cónyuges.

Pensemos en lo que yo llamo economías vulnerables. Por ejemplo, los estados que mencioné anteriormente, Virginia Occidental, Ohio y Kentucky, ocupan el primer, segundo y tercer lugar cuando los clasificamos según sus tasas de muerte por sobredosis de opioides. Todos se tocan entre sí, por lo que obviamente están en la misma región geográfica y encajan dentro de la región más grande que siempre hemos denominado los Apalaches debido a la cordillera que los atraviesa o está cerca de ellos. La minería y la agricultura dominaron sus economías durante siglos.

Tal vez nos sintamos tentados a pensar: "Pero ¿correlacionan, verdad? Los estados con la industria minera abusan de los opioides más que otros estados?"

Hay un concepto en estadística que se aplica: "La correlación no implica causalidad", o en español sencillo, el hecho de que dos variables, como la minería y el abuso de opioides, cambien al mismo ritmo no significa que una haya causado la otra.

Puedo darte un ejemplo de "La correlación no implica causalidad" con otra estadística.

Las ventas de helados y los asesinatos en EE.UU. es otro ejemplo de correlación, no causalidad, porque las ventas de helados aumentan a medida que aumenta la tasa de asesinatos. Nos vemos tentados a decir, "están correlacionados." También sería fácil concluir, "el helado hace que la gente cometa asesinatos," pero ambos estarían equivocados por ese principio matemático que mencioné arriba." Culpar a un aumento en las ventas de helados por el aumento de la tasa de asesinatos es incorrecto porque ninguno causó al otro.

El culpable es el clima cálido, que aumenta tanto las ventas de helado como la tasa de asesinatos. Las ventas de helados y la tasa de asesinatos aumentan y disminuyen debido a ese clima, pero los conos de helado de chocolate no hicieron que aumentara la tasa de asesinatos, el clima cálido hizo que ambos aumentaran.

Concerté una entrevista con John Temple, autor del best-seller, *American Pain: How a Young Felon and His Ring of Doctors Unleashed America's Deadliest Drug Epidemic*. Es profesor en la Facultad de Medios Reed de la Universidad de Virginia Occidental, aunque me pidió que me reuniera con él en Pittsburgh, donde estaba de vacaciones.

Le pregunté: "¿Por qué cree que Virginia Occidental, Ohio y Pensilvania ocupan el primer, segundo y tercer lugar en muertes por sobredosis?"

Él explicó: "Durante décadas, los trabajadores en esos estados trabajaban con sus manos y no podían permitirse perder el trabajo debido a una lesión. Entonces, si se lesionaban, los médicos locales siempre recetaban opioides para que el dolor de la lesión no interfiriera con su capacidad de ganarse la vida. Por eso el mercado de opioides recetados en esos estados construyó un patrón de consumo de drogas opioides que llevó a las tasas de mortalidad por sobredosis más altas." La población había, durante generaciones, recibido recetas de opioides para que pudieran continuar trabajando.

Lo que dijo me pareció plausible, aunque no sé si su explicación ha sido probada, por lo que debemos aceptarla como posible, pero no probada.

Creo que las ventas de J&J de Duragesic y los productos químicos intermedios para la fabricación de medicamentos no causaron la epidemia de opioides, al igual que la comercialización agresiva de Purdue Pharma o Mallinckrodt no lo hizo. Eso no es lo mismo que decir que apoyo sus comportamientos corporativos o que estoy a favor de esos comportamientos, solo que sus comportamientos corporativos no causaron la epidemia de opioides. Tampoco ayudaron, pero aún no podemos culparlos porque la sociedad es más compleja.

No debemos perder de vista el papel importante que juegan las corporaciones en nuestra economía libre. La industria farmacéutica proporciona 800,000 empleos en EE.UU. También crean oportunidades de inversión que ayudan a impulsar la economía. J&J y Mallinckrodt cotizan en la Bolsa de Nueva York, lo que demuestra cómo funciona nuestra economía de libre mercado y el papel de las corporaciones en ese mercado. Queremos que sean rentables por esos factores. He mencionado que venden medicamentos al extranjero y eso trae dinero, ayudando a nuestra balanza comercial.

Entonces, si su comportamiento corporativo no causó la epidemia de opioides, ¿qué lo hizo? ¿Fue la FDA?

El sitio web de la FDA tiene las siguientes citas, además de otras, en su primera página:

"La Administración de Alimentos y Medicamentos es responsable de proteger la salud pública mediante la garantía de la seguridad, eficacia y seguridad de los medicamentos humanos y veterinarios, productos biológicos y dispositivos médicos."

"FDA es responsable de promover la salud pública ayudando a acelerar las innovaciones que hacen que los productos médicos sean más efectivos, seguros y asequibles, y ayudando al público a obtener la información precisa basada en la ciencia que necesitan para usar productos médicos y alimentos para mantener y mejorar su salud."

Proteger la salud pública es algo grande y, cuando observamos la tasa de mortalidad por sobredosis de opioides, debemos concluir que la FDA fracasó, en el caso de los opioides, en proteger la salud pública. Hace una década, había evidencia estadística de que la tasa de sobredosis estaba aumentando debido al uso de opioides en EE.UU. La FDA nunca intervino para preguntar qué estaba pasando. No causaron el aumento en la tasa de sobredosis; simplemente no fueron proactivos, ni siquiera reactivos. Creo que es apropiado, tal vez incluso hace mucho tiempo, que las agencias regulatorias de EE.UU. sean más asertivas. Es por eso que esas agencias existen, apoyadas por nuestros impuestos. Si dicen que su propósito es "proteger la salud pública", su falta de disposición para intervenir a medida que aumentaban las pruebas, es un fracaso por su parte. Nuevamente, no es una causa de la epidemia de opioides, pero una contribución a ella porque no intentaron detenerla. Si pueden fechar las galletas Oreo, también pueden seguir una tendencia estadística. Las muertes por sobredosis de opioides han estado aumentando durante una década o más.

Por ejemplo, National Public Radio, NPR, informó en mayo de 2019 que la FDA estaba bloqueando la aprobación de un medicamento conocido como Brixadi, que actúa de manera similar a la metadona al bloquear la acción de los opioides si el paciente que toma el Brixadi intentara usar un opioide mientras toma el agente bloqueador. Brixadi es una formulación de liberación prolongada de buprenorfina y finalmente ha recibido una aprobación tentativo de la FDA.

Cubriré el tema con más detalle en mi capítulo *Salvavidas*.

Mi punto es, creo que EE.UU. ha sufrido una epidemia de uso de opioides en la última década debido a todos esos factores y más. Los efectos combinados del marketing corporativo agresivo, la falta de un liderazgo fuerte por parte de la FDA, una población peculiar que no escucha la razón, la falta de liderazgo moral por parte de los médicos y los cambios demográficos. También creo que la publicidad de medicamentos en la televisión desempeñó un papel, y un Congreso ineficaz, todo trabajó, o más precisamente, no trabajaron juntos.

Eso no es lo mismo que decir: "No es culpa de nadie,"

Estoy diciendo: "Es culpa de todos."

Puede que reacciones rápidamente y digas: "Yo no uso drogas, ¿cómo puedo ayudar?"

Empieza por escribirle a tu representante del Congreso y di que quieres leyes más fuertes, no más publicidad de drogas en la televisión y que no se aprueben más medicamentos opioides a menos que proporcionen una ventaja comprobada sobre los que ya están en el mercado hoy en día.

Y eso es solo el comienzo porque escribirle a tu representante del Congreso no solo es involucrarse, sino también decirle al representante que quieres acción. Es un gran paso hacia la respuesta a la pregunta: "¿Cómo puedo ayudar?"

Sé activo, no pasivo.

Marketing, Vendiendo Drogas

Los estadounidenses y neozelandeses hablan inglés porque ambos países fueron colonizados por Gran Bretaña. De hecho, EE.UU. fue colonizado por europeos más de un siglo antes que Nueva Zelanda. Ambos países tienen algo más en común también, y se relaciona con la industria farmacéutica. Son los únicos dos países del mundo que permiten la publicidad de medicamentos con receta en la TV o la radio. Se llama publicidad directa al consumidor, o DTC.

Creo que ambos países deberían cesar la publicidad DTC de medicamentos con receta en la televisión, y te diré por qué lo creo.

Los reporteros han preguntado a los representantes de las compañías farmacéuticas: "¿A quién apuntan con esos anuncios de TV?"

Sus respuestas fueron reflejas, "A los médicos."

Sin embargo, operativamente ocurre lo contrario, la publicidad DTC pone a los consumidores a cargo. Los arma para que pregunten a sus médicos: "Vi [nombre de un medicamento] anunciado en la TV anoche. ¿Puede darme una receta para probarlo?"

Hemos olvidado que hace casi treinta años, en 1995, incluso la Asociación Médica Estadounidense (AMA, por sus siglas en inglés) recomendó prohibir la publicidad DTC de medicamentos con receta, aunque su razonamiento me sorprendió. Concluyeron que los costos de los nuevos medicamentos se disparaban debido al costo de los anuncios. Tal vez tenían algo de razón, una de mis recetas me cuesta $100 al mes después del seguro.

Tenemos el dudoso beneficio de ver esos anuncios en la TV cada vez que vemos un programa, y ver los anuncios aumenta la demanda del consumidor de nuevos medicamentos... incluso cuando los medicamentos exigidos no son adecuados para lo que aquejaba al ávido consumidor y el medicamento anunciado no era pronunciable.

Los medicamentos con receta no deben estar sujetos a la demanda del consumidor. Son para tratar enfermedades, dolor o recuperación, no para satisfacer un antojo del consumidor.

La AMA dejó sin decir la conclusión más evidente, que también intentaban prevenir la obvia pérdida de control de los médicos al poner a los consumidores a cargo de sus nuevas opciones de medicamentos. La AMA intentó mantener a los médicos a cargo de decidir qué medicamentos necesitan sus pacientes. Después de todo, los médicos están capacitados para ello y los consumidores no. Es incluso peor ahora porque muchos de los medicamentos que se anuncian en la TV son productos de ingeniería genética. Muchos de esos medicamentos tienen al final de su nombre las letras -mab- que significan anticuerpo monoclonal y muy pocos de nosotros podemos juzgar la idoneidad de productos tan de alta tecnología y recientes. Yo ni siquiera los entiendo con toda mi formación. También los busco en Google.

De hecho, cuanto más pienso en los anuncios de medicamentos que nunca había oído, o los veo en la televisión, más me sorprende saber cuán recientemente apareció la publicidad de medicamentos en la televisión. Fue en 1997, dos años después de que la AMA dijera que no les gustaba y recomendara en contra.

Además, la idea original de anunciar medicamentos en la TV se probó seis años antes de la declaración de la AMA. En 1981, la empresa británica Boots Pharmaceuticals emitió un anuncio en la TV en EE.UU. para el analgésico ibuprofeno, conocido con la marca comercial de Boots como Rufen. En dos días, el gobierno de EE.UU. le dijo a la empresa que retirara el anuncio del aire y pasaron dieciséis años antes de que los anuncios de medicamentos reaparecieran en la televisión. Boots tenía agallas, compraron su tiempo de publicidad sin pedir permiso a ninguna agencia gubernamental o reguladora. Esos días quedaron atrás, aunque a mí también me han acusado de comportarme de esa manera: "Pedir perdón, no permiso", parece ser mi lema. Debe ser por eso que estoy soltero.

Aunque es importante que me permita cierta subjetividad y vea la publicidad de medicamentos DTC como una violación a mi sentido de lo que pertenece a la TV, también es igualmente importante que piense objetivamente sobre la industria que me empleó durante tantos años. Como sigo repitiendo, la industria farmacéutica contribuye a la infraestructura de nuestra sociedad capitalista, así como a la salud y el bienestar de esa sociedad. Sin duda fue mi fuente de empleo y mi vehículo de inversión tanto como yo ayudé a crear productos farmacéuticos útiles. Solo en EE.UU., la industria farmacéutica emplea a más de 800,000 personas, y mencioné que mi propia experiencia es un buen ejemplo de su papel como vehículo de inversión. Hace años, mi empleador, una empresa farmacéutica con sede en Filadelfia que posteriormente se fusionó, me otorgó opciones sobre acciones. Ejercí esas opciones sobre acciones, vendí las acciones subyacentes y utilicé el dinero para pagar la deuda restante de mi primer divorcio, comprar una vieja casa de campo en la Mainline de Filadelfia y mudar a tres generaciones de mi familia, incluidos mis padres, mi hijo mayor y yo, a la casa que creé. Claramente, valoro la familia, aunque no necesariamente la defino de manera clásica.

Muchos de nosotros dependemos de esas inversiones en la industria farmacéutica y queremos que esas inversiones den sus frutos. En consecuencia, cuando se informan buenas noticias sobre las empresas, sus precios de las acciones aumentan, lo que hace que nuestras inversiones sean más valiosas. El aumento de las ventas son buenas noticias.

Paradójicamente, esa es también la razón por la que la idea impulsa la publicidad de medicamentos en la televisión de EE.UU., porque es un mecanismo importante mediante el cual las empresas farmacéuticas se aseguran de que sus nuevos medicamentos sean rentables. Pero la rentabilidad en el mercado estadounidense también es competitiva porque es el último gran mercado del mundo en el que los precios de los medicamentos no están establecidos por una agencia gubernamental. Por el contrario, el mercado médico europeo está completamente socializado, es decir, la mayoría de los costos médicos los pagan agencias gubernamentales, y dentro de esa estructura, los costos de los medicamentos se establecen a través de la negociación con las empresas farmacéuticas antes de que los gobiernos licencien los productos para el mercado. En EE.UU., los precios de los medicamentos los fija la empresa. Hay cambios recientes en la ley con respecto a los precios, pero el enfoque de la ley está en muy pocos medicamentos.

Los costos de los medicamentos en EE. UU. son establecidos en gran medida por las compañías farmacéuticas porque la prestación de atención médica en los EE. UU. sigue siendo en gran medida una empresa privada, con algunas excepciones. Por ejemplo, los veteranos retirados de su servicio tienen los costos de sus recetas cubiertos por sus planes de pensión de la Administración de Veteranos, tal como sucedía cuando estaban en servicio activo. Medicaid también es un mecanismo para reducir los costos para una población limitada. El resto de nosotros pagamos el precio completo.

¿Cuál es mi punto? ¿Estoy defendiendo la medicina socializada? Quizás eventualmente nos movamos en esa dirección, pero a corto plazo, es una meta poco realista, aunque los grupos de médicos se están consolidando, por lo que la industria se está conglomerando por razones comerciales. Me gustaría ver que la FDA levante un poco su cetro y regule los opioides de manera diferente. Pero eso también sugiere que el Congreso debe participar en la regulación del mercado de medicamentos, así como en la fijación de precios y el reembolso.

La estructura completa del pago por atención médica, la publicidad DTC, la regulación de la FDA y el financiamiento necesitan una renovación en EE. UU.

Un artículo del NY Times de Neil Vigdor titulado, *Pagó a los Médicos Sobornos. Ahora, Novartis Pagará un Acuerdo de $678 Millones.* Informó que la empresa suiza Novartis fue multada porque utilizaron, "…un costoso programa de sobornos durante casi una década…" Eso es mucho queso suizo.

¿Qué es un programa de sobornos? Wikipedia lo define como, "…una forma de soborno negociado en la que se paga una comisión al receptor del soborno a cambio de los servicios prestados."

¿Soborno negociado? Todos sabemos que el soborno es ilegal y Novartis pagó una multa de $678 millones por su comportamiento criminal. Pero Novartis no vendió ningún opioide en su esquema. Purdue Pharma e Insys sí lo hicieron.

Los informes recientes sobre la empresa de Connecticut Purdue Pharma indican que su marketing fue demasiado agresivo. Se concentraron en recompensar a los médicos que recetaban OxyContin de Purdue. Pero no olvidemos que Purdue era una empresa capitalista con fines de lucro en una nación de libre empresa que proporcionaba empleos, además de un saludable retorno de la inversión (ROI).

Así que algunos de nosotros podemos ver el historial de Purdue y decir, "Comercializaron OxyContin de manera demasiado agresiva." Otros pueden ver su historial y decir, "Tuvieron éxito en un mercado competitivo."

Yo miro su historial y digo, "¿Dónde estaba nuestra FDA?" Tal vez debería extender eso y decir, "¿Dónde estaba nuestro gobierno?" En un artículo del NY Times escrito por Austin Frakt (13 de abril de 2020), informó que Purdue se enfocó en comercializar en estados con regulación más laxa de las recetas. Podemos mirar esa táctica y todos decir, "Eso es marketing engañoso." Intentaron eludir la regulación.

Esa decepción no se limitó a Purdue Pharma. Cuatro años antes de que ampliara este capítulo, un fiscal federal de Massachusetts informó que los ejecutivos de Insys Therapeutics, "lideraron una conspiración nacional para sobornar a los profesionales médicos para que recetaran innecesariamente un medicamento para el dolor a base de fentanilo y defraudar a las aseguradoras de salud…" Seis ejecutivos de Insys fueron acusados de cargos federales.

Desafío a la industria farmacéutica a que declare su moralidad y cumpla con su declaración. Desafío a los accionistas y las firmas de capital privado a exigir eso. El libre intercambio de ideas es vital.

Clásicamente, las ventas farmacéuticas eran lideradas por vendedores conocidos como "Detailmen", a pesar del evidente sexismo incorporado en el título. Un "Detailman" llevaba su gran maletín lleno de muestras de nuevos medicamentos para distribuirlas a sus clientes médicos. Muchos de nosotros que tenemos la edad suficiente podemos recordar a nuestro médico abriendo un cajón y diciendo, "Prueba este nuevo medicamento. Aquí tienes una muestra que conseguí y te daré una receta antes de que te vayas hoy."

Es fácil ver cómo las tácticas de Purdue derivaron de esos primeros maletines de muestras. ¿Dónde trazamos la línea? Hay un mundo de diferencia entre una muestra de un nuevo antihistamínico o antibiótico y promocionar un nuevo opioide de la Lista 2. Es por eso que todos hemos acusado a Purdue, pero también sigo culpando a nuestro gobierno por su evidente pasividad.

¿A dónde vamos desde aquí?

Tenemos demasiados opioides de la Lista 2 en el mercado para satisfacer nuestras necesidades médicas. El marketing impulsó el aumento del número de opioides en el mercado a superar una variedad razonable y la competencia. Las empresas desarrollaron nuevos opioides porque podían ser patentados y los medicamentos patentados se pueden vender a precios superiores a los de los medicamentos genéricos, es decir, aquellos que no tienen protección de patente.

En segundo lugar, nos beneficiaría tener analgésicos que no muestren tolerancia ni produzcan dependencia física. Eso requerirá algo de invención científica.

Innovación científica que está en el horizonte.

¿Qué Puedo Hacer?

E**SA ES UNA QUEJA TAN** común y, sin embargo, la idea deja a la mayoría de nosotros rascándonos la cabeza con un suspiro, sin hacer nada y sintiéndonos impotentes.

Nuestro tono dice: "Oh, ya es suficiente," después de leer el periódico o escuchar las noticias en la televisión de fondo todos los días. Vemos o escuchamos las estadísticas, pero durante dos años las noticias sobre el coronavirus ahogaron todos los demás temas, aunque, mientras escribo, fue reemplazado por "Rusia está devastando a Ucrania". Tal vez incluso conocemos a alguien que es adicto a los opioides, o peor aún, somos padres en agonía porque su hijo es adicto. No importa cuánto o cuán poco estemos en contacto con la epidemia de adicción, nos quedamos con la idea de que no podemos ayudar, o con el sentimiento egoísta de "Me alegro de que no sea yo," mientras apagas la televisión, te pones la incómoda mascarilla y sales a hacer recados.

Hemos establecido que la adicción es una enfermedad, claro, una enfermedad causada por una droga, pero aún así, como todas las enfermedades, una que necesita tratamiento médico. Los adictos son seres humanos que necesitan nuestra ayuda, así que consideremos qué puede hacer cada uno de nosotros.

A veces hay que esforzarse para ayudar. Yo me esforcé recientemente. Recogí a mi exesposa y la llevé a su casa cuando fue dada de alta del hospital. Me agradeció profundamente, pero le respondí: "No lo hice por mí ni por ti, lo hice para que Richard (nuestro hijo que ahora tiene

13 años) pudiera estar contigo unas horas". La había extrañado durante su hospitalización, que no tuvo nada que ver con la adicción a las drogas.

Extiende tu círculo social, conoce a otros y no tengas miedo de dar un paso adelante para ayudar.

Por ejemplo, si tienes un pariente o un hijo adicto a los opioides, tu primera tarea es comunicar: "Déjame ayudarte," de la misma manera que lo harías si alguien cercano a ti estuviera estornudando por un resfriado y se quedara sin pañuelos. Llevarías pañuelos a la víctima del resfriado y dirías: "Aquí, para tu nariz que moquea". De manera similar, si la persona con la que vives tiene una pierna enyesada y no puede levantarse del sofá sin su muleta que ha caído justo fuera de su alcance, dirías: "Yo la recojo," mientras caminabas, te inclinabas para recogerla y se la entregabas a tu compañero de casa en el sofá.

¿Cómo comunicas eso a un adicto?

Empieza evitando el juicio y haciendo un poco de tarea. Lee y aprende sobre la adicción, especialmente en tu región, y luego encuentra todos los centros de tratamiento de adicciones cercanos buscándolos en Google. Luego, continúa prohibiendo cualquier opinión juzgadora de tu mente. No puedes ser útil y ser juzgador al mismo tiempo. Lo que sugiero es una participación activa de tu parte, no una pasividad que incluya: "Te metiste en problemas, ahora sácate solo".

Si yo puedo recoger a mi exesposa y llevarla a casa desde el hospital, tú puedes ayudar a un adicto, especialmente a uno en tu familia, a encontrar un centro de rehabilitación.

Luego comienza tu conversación con: "Me gustaría ayudarte. He identificado algunos centros de tratamiento de adicciones locales".

"Simplemente me siento mal," o algún sentimiento similar es la respuesta que es probable que escuches porque muchos adictos dicen que toman drogas para quitarse el mal sentimiento. El problema que tienen es identificar qué les molesta y hablar de ello.

"Déjame ayudarte a conseguir ayuda," debería ser tu respuesta. Sé amable. Es importante que los adictos se motiven a sí mismos para buscar ayuda. Es igualmente útil si los tratas con el respeto que ofrecerías a cualquier persona.

Recuerda, estás mostrando liderazgo, pero nadando contra la corriente. La sociedad está fragmentada, la vida familiar es débil, es probable que nuestros hogares sean suburbanos sin un entorno de aldea, donde vemos la televisión solos y luego conducimos al trabajo solos en nuestros autos o nos sentamos en un autobús mirando nuestros teléfonos celulares y evitando al pasajero de al lado que nos estornuda encima. Nuestra interacción humana diaria probablemente sea con esa televisión o una pantalla de computadora en lugar de con una persona o un grupo. Incluso en público, muchos de nosotros nos ponemos un par de AirPods u otro aparato similar y escuchamos algo en nuestros teléfonos móviles mientras vamos en autobús o tren al trabajo.

No estoy inmune a esa fragmentación. Cuando comencé esta pieza, estaba en la mesa del comedor sentado frente a mi hijo Richard. Estaba en una clase por Zoom con su escuela porque la escuela no estaba funcionando, cerrada por el coronavirus. Pasaba tiempo todos los días quejándose de por qué Zoom no se iniciaba en su portátil.

¿Mi hijo y yo estamos trabajando juntos? Solo en un sentido moderno, ya que ambos estamos sentados en la misma mesa mirando pantallas de computadora separadas. Claro, puedo ayudarlo a concentrarse cuando se distrae con algo más interesante afuera cuando comienza a mirar por la ventana. También lleva auriculares, ya que escucha a un profesor en línea, así que realmente no nos comunicamos. Parecemos estar involucrados en la misma tarea, pero no realmente involucrados en una función familiar. También somos modernos de otra manera… soy un padre custodio soltero la mayor parte de la semana.

Es fácil culpar a la fragmentación social o al tamaño reducido de la familia por nuestra moderna epidemia de adicción a las drogas, pero esos factores tampoco son suficientes. Las familias pequeñas también son un factor, pero no causantes de la adicción a las drogas. Por ejemplo, si no hay un miembro de la familia cerca, entonces no hay nadie a quien recurrir cuando ese "mal sentimiento" se instala. Quizás ese mal sentimiento no sea más que soledad y las drogas lo tratan eliminando todo sentimiento. Es un enfoque de martillo, pero funciona, como matar todo tu césped para deshacerte de los dientes de león. Todo lo que realmente necesitas es un abrazo.

Esa es una queja tan común y, sin embargo, la idea deja a la mayoría de nosotros rascándonos la cabeza con un suspiro, sin hacer nada y sintiéndonos impotentes.

Nuestro tono dice: "Oh, ya es suficiente," después de leer el periódico o escuchar las noticias en la televisión de fondo todos los días. Vemos o escuchamos las estadísticas, pero durante dos años las noticias sobre el coronavirus ahogaron todos los demás temas, aunque, mientras escribo, fue reemplazado por "Rusia está devastando a Ucrania". Tal vez incluso conocemos a alguien que es adicto a los opioides, o peor aún, somos padres en agonía porque su hijo es adicto. No importa cuánto o cuán poco estemos en contacto con la epidemia de adicción, nos quedamos con la idea de que no podemos ayudar, o con el sentimiento egoísta de "Me alegro de que no sea yo," mientras apagas la televisión, te pones la incómoda mascarilla y sales a hacer recados.

Hemos establecido que la adicción es una enfermedad, claro, una enfermedad causada por una droga, pero aún así, como todas las enfermedades, una que necesita tratamiento médico. Los adictos son seres humanos que necesitan nuestra ayuda, así que consideremos qué puede hacer cada uno de nosotros.

A veces hay que esforzarse para ayudar. Yo me esforcé recientemente. Recogí a mi exesposa y la llevé a su casa cuando fue dada de alta del hospital. Me agradeció profundamente, pero le respondí: "No lo hice por mí ni por ti, lo hice para que Richard (nuestro hijo que ahora tiene 13 años) pudiera estar contigo unas horas". La había extrañado durante su hospitalización, que no tuvo nada que ver con la adicción a las drogas.

Extiende tu círculo social, conoce a otros y no tengas miedo de dar un paso adelante para ayudar.

Por ejemplo, si tienes un pariente o un hijo adicto a los opioides, tu primera tarea es comunicar: "Déjame ayudarte," de la misma manera que lo harías si alguien cercano a ti estuviera estornudando por un resfriado y se quedara sin pañuelos. Llevarías pañuelos a la víctima del resfriado y dirías: "Aquí, para tu nariz que moquea". De manera similar, si la persona con la que vives tiene una pierna enyesada y no puede levantarse del sofá sin su muleta que ha caído justo fuera de su alcance, dirías: "Yo la recojo," mientras caminabas, te inclinabas para recogerla y se la entregabas a tu compañero de casa en el sofá.

¿Cómo comunicas eso a un adicto?

Empieza evitando el juicio y haciendo un poco de tarea. Lee y aprende sobre la adicción, especialmente en tu región, y luego encuentra todos los centros de tratamiento de adicciones cercanos buscándolos en Google. Luego, continúa prohibiendo cualquier opinión juzgadora de tu mente. No puedes ser útil y ser juzgador al mismo tiempo. Lo que sugiero es una participación activa de tu parte, no una pasividad que incluya: "Te metiste en problemas, ahora sácate solo".

Si yo puedo recoger a mi exesposa y llevarla a casa desde el hospital, tú puedes ayudar a un adicto, especialmente a uno en tu familia, a encontrar un centro de rehabilitación.

Luego comienza tu conversación con: "Me gustaría ayudarte. He identificado algunos centros de tratamiento de adicciones locales".

"Simplemente me siento mal," o algún sentimiento similar es la respuesta que es probable que escuches porque muchos adictos dicen que toman drogas para quitarse el mal sentimiento. El problema que tienen es identificar qué les molesta y hablar de ello.

"Déjame ayudarte a conseguir ayuda," debería ser tu respuesta. Sé amable. Es importante que los adictos se motiven a sí mismos para buscar ayuda.

Es igualmente útil si los tratas con el respeto que ofrecerías a cualquier persona.

Recuerda, estás mostrando liderazgo, pero nadando contra la corriente. La sociedad está fragmentada, la vida familiar es débil, es probable que nuestros hogares sean suburbanos sin un entorno de aldea, donde vemos la televisión solos y luego conducimos al trabajo solos en nuestros autos o nos sentamos en un autobús mirando nuestros teléfonos celulares y evitando al pasajero de al lado que nos estornuda encima. Nuestra interacción humana diaria probablemente sea con esa televisión o una pantalla de computadora en lugar de con una persona o un grupo. Incluso en público, muchos de nosotros nos ponemos un par de AirPods u otro aparato similar y escuchamos algo en nuestros teléfonos móviles mientras vamos en autobús o tren al trabajo.

No estoy inmune a esa fragmentación. Cuando comencé esta pieza, estaba en la mesa del comedor sentado frente a mi hijo Richard. Estaba en una clase por Zoom con su escuela porque la escuela no estaba funcionando, cerrada por el coronavirus. Pasaba tiempo todos los días quejándose de por qué Zoom no se iniciaba en su portátil.

¿Mi hijo y yo estamos trabajando juntos? Solo en un sentido moderno, ya que ambos estamos sentados en la misma mesa mirando pantallas de computadora separadas. Claro, puedo ayudarlo a concentrarse cuando se distrae con algo más interesante afuera cuando comienza a mirar por la ventana. También lleva auriculares, ya que escucha a un profesor en línea, así que realmente no nos comunicamos. Parecemos estar involucrados en la misma tarea, pero no realmente involucrados en una función familiar. También somos modernos de otra manera... soy un padre custodio soltero la mayor parte de la semana.

Es fácil culpar a la fragmentación social o al tamaño reducido de la familia por nuestra moderna epidemia de adicción a las drogas, pero esos factores tampoco son suficientes. Las familias pequeñas también son un factor, pero no causantes de la adicción a las drogas. Por ejemplo, si no hay un miembro de la familia cerca, entonces no hay nadie a quien recurrir cuando ese "mal sentimiento" se instala. Quizás ese mal sentimiento no sea más que soledad y las drogas lo tratan eliminando todo sentimiento. Es un enfoque de martillo, pero funciona, como matar todo tu césped para deshacerte de los dientes de león. Todo lo que realmente necesitas es un abrazo.

Repito la idea de que extender tu deseo de ayudar podría incluir contactar a tu representante en el Congreso. Eso es activo y puede ser gratificante.

¿Cómo encuentras a tu representante en el Congreso? Ve al siguiente sitio web: https://www.house.gov/representatives/find-your-representative e ingresa tu código postal. El sitio te dará el nombre de tu representante. Luego puedes comenzar a comunicarte con alguien elegido para asumir la responsabilidad.

Tal vez comienza con la siguiente pregunta: "¿Existen sitios de tratamiento de adicciones financiados por el gobierno federal en nuestro distrito?"

Si la respuesta es "Sí," tu seguimiento podría ser algo como: "¿Puedes ayudarme a colocar a alguien allí?"

Si estás tan inclinado: "¿Puedes ponerme en contacto con alguien en tu oficina que esté activo en el tratamiento de adicciones para que pueda involucrarme?"

Todos conocemos a personas que "facilitan" comportamientos. Haré una ligera desviación para demostrar qué es ese comportamiento. Richard hace batidos para el desayuno y pone su cuchara cubierta de yogur en la encimera. Digo todos los días: "Por favor enjuaga tu cuchara para no ensuciar la encimera". Aprendió a no enjuagar su cuchara porque su madre esperaba hasta que él terminaba su batido y luego limpiaba después de él. Ella facilitaba su desorden, lo cual es un mal comportamiento. También encuentro herramientas en el suelo de mi taller y aserrín sin aspirar, así que es un problema generalizado en mi casa. También es normal que un adolescente temprano sea desordenado.

Por eso mi sugerencia. Pregunta a un adicto al que quieras ayudar: "¿Cómo puedo ayudarte a ayudarte?"

Mencioné la interacción social y las familias. Solíamos tener familias grandes y esos miembros de la familia estaban disponibles para ayudarse mutuamente. Cuando tenía ocho años, hace décadas, vivía en una casa que mi abuelo construyó para mi madre y su familia. Mi tío, el hermano de mamá y su esposa y su hija, mi prima Ellen, vivían al lado en una casa que él construyó para ellos. Nuestros abuelos vivían a tres casas de distancia. No era raro escuchar a mi madre decir: "Voy de compras, por favor camina hasta la casa de Nana y Pa para almorzar". Caminaba por tres patios traseros hasta su casa.

En contraste, hoy vivo solo con mi hijo y los únicos otros parientes que tengo son mis dos hijos mayores y mi prima que todavía vive, a 200 millas de mí, en la misma casa construida por nuestro abuelo. Nuestra sociedad y nuestras familias se han fragmentado, y el resultado es que nuestras familias son más pequeñas, mucho más móviles y la sociedad es más delgada. Ya no hay una tendencia a que las familias vivan cerca unas de otras. Una vez más, no estoy culpando a nuestra movilidad y al tamaño reducido de la familia por nuestra epidemia de adicción a las drogas. Estoy diciendo que es un factor contribuyente, pero no la única causa.

Volviendo a tu pariente adicto. Encuentra un centro de tratamiento de adicciones y visítalo. ¿Hay una tarifa? ¿Está cubierto por tu seguro? ¿Hay una lista de espera? Esas son solo algunas de las preguntas que podrías hacer. Algunas otras podrían comenzar con: "¿Cuánto tiempo dura su curso de tratamiento recomendado?"

Cuando encuentres un lugar que parezca satisfacer las necesidades de tu pariente, otra conversación con él o ella podría comenzar con: "Encontré un lugar que podría ayudarte y lo visité. Estoy ansioso por llevarte allí y mostrártelo cuando estés listo".

"Lo pensaré," podría decir tu pariente adicto.

"Mi oferta sigue en pie. Cuando estés listo, te llevaré allí".

Eso no solo es una participación activa, sino que también es ofrecer ayudar a alguien por quien te importa. Renueva tu oferta con frecuencia, pero no insistas, no es un castigo ni un destierro, es ayudar activamente.

Así que, tu queja pasiva, "¿Qué puedo hacer?" se ha convertido en una ayuda activa.

Nuestro Futuro Está Sesgado

A LOS FARMACÓLOGOS SE LES ENSEÑA un principio, casi un dogma, que dice que la morfina y los opioides, de hecho la mayoría de las drogas, son llevados por nuestra circulación a todas partes y, donde sea que una droga encuentre receptores que le correspondan, se une a esos receptores. Como expliqué, algunas de las células a las que se unen la morfina y los opioides dejan de transmitir una señal que dice, "Eso duele", a nuestro cerebro. Es por eso que usamos drogas opioides, porque detienen el dolor.

Pero la morfina y los opioides tienen efectos que no queremos, como la tolerancia, es decir, la necesidad de tomar una dosis mayor para obtener el mismo efecto que nos dio la dosis anterior. Producen dependencia física, es decir, la necesidad de continuar tomando la droga para evitar las reacciones de abstinencia. Hay otros efectos que tampoco queremos, como el estreñimiento, la depresión respiratoria y el quedarse dormido.

¿Qué pasaría si pudiéramos desarrollar medicamentos que solo les dijeran a las células que transmiten el dolor que dejaran de transmitir esa señal? Esa nueva clase de medicamentos no se comunicaría con las células que le dicen a nuestros intestinos que se ralenticen, que ralentizan nuestra respiración o que nos dicen que tomemos más opioides. Los efectos no deseados de los opioides desaparecerían.

Esa nueva clase de medicamentos podría estar en el horizonte.

Estaba en Facebook hace unos meses y me encontré con un nombre familiar, James W. Barrett. Tenía un colega con ese nombre y recordaba que era psicólogo. La publicación de Facebook decía que el tipo que se hacía llamar James Barrett estaba trabajando en drogas de abuso en Filadelfia, y dado que el tipo que conocía tenía antecedentes en psicología, parecía el mismo tipo, así que usé mis habilidades de investigación, encontré su dirección de correo electrónico y le propuse un almuerzo.

Dos semanas después nos encontramos en un lugar que él recomendó cerca de su casa en Filadelfia. Llegué una hora antes porque había previsto un tráfico que nunca apareció, así que caminé por la cuadra. Quince minutos antes de nuestra cita al mediodía, decidí conseguir nuestra mesa, revisar mis preguntas y pensar en nuevas. Entré al restaurante y le dije a la recepcionista: "Mi nombre es Barry Gold, y estoy programado para reunirme con Jim Barrett para almorzar…"

Antes de que pudiera terminar mi frase, ella dijo: "Creo que ya está aquí… ese es él, junto a la ventana." Señaló en su dirección, donde él nos había escuchado y comenzó a levantarse.

Caminé hacia él y nos saludamos. No había cambiado, aparte de los efectos que cincuenta años tienen en la cara de un hombre. No recordaba que fuera un par de pulgadas más alto que yo, aunque su cabello gris y mi cabello gris ahora coincidían. Ambos nos mantenemos activos.

Nos comportamos como caballeros, nos dimos la mano y nos sentamos frente a frente. Él voluntariamente dijo: "Tardé en responderte cuando me enviaste el correo porque estuve una semana en el hospital. Ahora uso un bastón," dijo, señalando el bastón que estaba en el asiento junto a él.

Inicié mi lado de la conversación con: "Jim, recuérdame dónde coincidieron nuestras carreras," mientras sonreía y lo miraba, como él me miraba a mí. Lamenté haberme quejado por su lenta respuesta a mi correo electrónico de la nada porque no sabía que había estado hospitalizado.

Él sonrió y dijo: "Estuvimos juntos en USUHS y luego en Wyeth." Estableció que habíamos trabajado juntos en dos lugares diferentes. Todo lo que recordaba era que habíamos trabajado juntos al principio de nuestras respectivas carreras. USUHS (Uniformed Services University of the Health Sciences) es la escuela de medicina del Departamento de Defensa de EE. UU. en Bethesda, MD, para la formación de médicos que sirven en el ejército, y fue mi primer trabajo después de mis estudios postdoctorales en Yale. Nuestra conversación me recordó cómo iba a trabajar en Bethesda en bicicleta desde Kensington, la ciudad vecina. Luego guardaba mi bicicleta, apoyándola contra un tanque de oxígeno en mi laboratorio antes de ducharme en el vestuario y desayunar en la cafetería de la Universidad. Extrañas las memorias que evocamos cuando nos lo recuerdan. Tal vez, como el resto de la generación Boomer, simplemente extraño mi juventud.

Fue hace mucho tiempo. Mi segundo hijo nació el año antes de que fuera a USUHS y ahora tiene 46 años.

Nos reímos con las respuestas a algunas preguntas más, como: "¿Cuántos hijos tienes?" Luego me preguntó: "¿Has oído hablar de agonistas sesgados? Yo consulto para una empresa llamada Mebias y su plan es desarrollar un agonista sesgado, de ahí su nombre, pronunciado Mee Bias."

Entonces, el concepto que presentó, agonistas sesgados, lleva mi historia sobre los opioides de una explicación del uso y abuso del pasado a una pista del futuro donde el abuso podría ser, perdón, cosa del pasado. Concluí, solo en parte en tono de broma, que los farmacólogos son los únicos científicos que afirman que introducir sesgo puede hacer que los productos que estudian sean más seguros y emocionantes. ¿Acabo de inventar un concepto que podría llamar objetividad sesgada?

Pero, ¿qué es un agonista sesgado?

Comencé a leer la literatura científica sobre ellos porque el concepto es complejo y tuve que estudiarlos antes de comprender su promesa. Mientras los estudiaba, apreciaba lo elegante que es el enfoque.

Tratar el dolor severo, como el de una extremidad rota o incluso peor, el dolor del cáncer, es una respuesta humana al sufrimiento de alguien. El problema hasta ahora es que los opiáceos y opioides, aunque son analgésicos muy efectivos, han sido tan fácilmente abusados por el público, y ese abuso se ha extendido peligrosamente y se ha convertido en un problema médico y legal. Me recuerda que dos años antes de comenzar este capítulo, 70,000 estadounidenses murieron por sobredosis de opioides, y ahora, dos años después, ha seguido aumentando a cientos de miles.

El Santo Grial en nuestra búsqueda de fármacos para tratar ese dolor severo y debilitante es encontrar medicamentos sin riesgo de abuso. Eso significa medicamentos que no produzcan la sensación de bienestar, el "subidón" que los opioides provocan; esa sensación que nos hace murmurar, "Me pregunto si ya es hora de mi próxima dosis" o gruñir, "Faltan aún una hora y media. Maldita sea, duele ahora."

He explicado que los medicamentos que tratan cualquier afección o tienen cualquier actividad se llaman agonistas. Los medicamentos que bloquean o revierten la acción de los agonistas, como la naloxona que bloquea la morfina, o el omeprazol (Prilosec) que bloquea el reflujo ácido y detiene la acidez, son lo opuesto a los agonistas, son antagonistas.

Pero aquí está el problema, hay una nueva clase de medicamentos en desarrollo llamados Agonistas Sesgados. Están diseñados específicamente para tratar el dolor severo, pero sin los efectos secundarios de la morfina, como el estreñimiento y la depresión respiratoria, o los grandes problemas como la tolerancia y la dependencia física. Del mismo modo, la sensación de euforia estaría ausente.

Si eso suena complicado o contradictorio, intentaré aclararlo.

He explicado que los receptores de los opiáceos están en el exterior de las membranas que rodean nuestras células, principalmente las células nerviosas de nuestro cerebro, conocidas como neuronas.

Todas nuestras células están rodeadas por membranas; solo las plantas tienen células rodeadas por lo que se llama pared celular.

Imagina los receptores dispuestos en tus células como los botones del gusto que se representan en tu lengua. Los opiáceos o los opioides se unen a esos receptores de opiáceos en nuestras neuronas, y los opioides les dicen a esas neuronas: "No informes que duele" o tal vez los opioides eliminan el dolor, por lo que las neuronas no tienen nada que informar, de la misma manera que nuestros botones gustativos nos dicen: "Esta galleta es dulce y salada".

Otro ejemplo puede explicar los receptores de manera más sencilla. Piensa en un enchufe eléctrico en la pared. Durante años, pudimos comprar tapas plásticas que encajan en esos enchufes para evitar que nuestros hijos metieran horquillas en ellos. Esas tapas plásticas son antagonistas. Tu enchufe de lámpara es el agonista. Conéctalo y la lámpara se enciende. Ofrece a una neurona un agonista y se activará.

Los receptores se comunican con nuestras neuronas a través de otro químico que activan, uno dentro de las células, llamado segundo mensajero. Un hombre llamado Earl W. Sutherland, que fue profesor en la Universidad de Vanderbilt en Nashville, descubrió el primero de esos segundos mensajeros y fue galardonado con el Premio Nobel en 1971 por su descubrimiento.

Comencé mis estudios de posgrado en el departamento de farmacología de la Facultad de Medicina de la Universidad de Boston ese mismo año, justo cuando mi mentor había comenzado a estudiar la teoría del segundo mensajero. Tristemente, el Dr. Sutherland falleció en 1974, un año antes de que terminara mis estudios de posgrado.

Pero su descubrimiento comenzó a desenredar la fisiología de nuestro sistema nervioso. Tenemos receptores de opiáceos porque producimos neurotransmisores cuyo trabajo es transmitir información siendo liberados por una célula y ajustándose a los receptores de la siguiente. Esos neurotransmisores transmiten información encajando en los receptores de la superficie de la próxima célula nerviosa.

Cuando esos neurotransmisores, o los medicamentos que fabricamos, se ajustan a esos receptores en las células cercanas, el segundo mensajero dentro de las células se activa y le dice a la célula qué hacer a continuación, según lo programado por los genes y la evolución. Es como entrar a una oficina de abogados, acercarse a la recepcionista y anunciar tu cita. La recepcionista revisa tu cita y anuncia al abogado que has llegado. Eso te convierte, por analogía, en el neurotransmisor y convierte a la recepcionista en tu segundo mensajero.

Ya he explicado que los medicamentos se ajustan a los mismos receptores en los que encajan los neurotransmisores ordinariamente.

Vamos a complicar el modelo de la oficina del abogado. ¿Qué pasaría si entras a una oficina de abogados y hubiera dos recepcionistas? Le dices a la más cercana que hiciste una cita en línea. La primera recepcionista señala a la otra recepcionista y responde: "Vé con ella, ella maneja las citas en línea". Perdona mi aparente sexismo; las recepcionistas son mujeres en mi modelo.

De repente, tu llegada a la oficina del abogado y tu visita debían ser programadas por una de dos recepcionistas. Recuerda que dije que la recepcionista era el segundo mensajero de la oficina.

Es lo mismo con las células nerviosas, excepto que no hay solo dos segundos mensajeros, hay al menos seis. Eso significa que un neurotransmisor puede unirse a sus receptores en al menos seis tipos o ubicaciones anatómicas en las células, y esa variedad le da a ese único neurotransmisor más de una función. El neurotransmisor y los medicamentos que se unen al mismo receptor pueden tener seis funciones diferentes, todo basado en el tipo de célula que los segundos mensajeros gobiernan. La naturaleza toma su tiempo y es compleja.

Entonces, los agonistas sesgados se están diseñando para activar solo uno de los múltiples segundos mensajeros, y el segundo mensajero que activa el agonista es el que eliminaría el dolor, pero no los otros segundos mensajeros que nos hacen sentir bien, nos estimulan a tomar la próxima dosis o nos obligan a aumentar la próxima dosis.

Los medicamentos están sesgados para tener una sola actividad, la analgesia, sin los efectos secundarios desagradables.

El plan de negocios de Mebias es desarrollar medicamentos que detengan el dolor pero que no hagan que los usuarios se sientan bien o los estimulen a tomar la próxima dosis. En otras palabras, eliminar el riesgo de abuso del alivio del dolor. Mi investigación exploratoria encontró otras dos empresas con planes de negocio similares: Nektar y Velicept Therapeutics.

Así que le envié un mensaje de texto a Jim Barrett que incluía mi intento de avanzar sobre nuestra reunión:

Te llamaré el lunes. Me gustaría conocer a uno o más ejecutivos de Mebias y entrevistarlo/a para mi libro. Hazme saber si eso funciona. Gracias y disfruta del fin de semana.

Su respuesta llegó un lunes por la noche:

Hablé con ellos en nuestra llamada de hoy y querían que te dijera que están sobrecomprometidos y lidiando con varios asuntos bastante urgentes: cosas habituales como la financiación, el avance de proyectos, reuniones de la junta, etc. Solicitaron volver a tratar el tema en algún momento de abril. Espero que esté bien y que, mientras tanto, puedas incluir características y aspectos de la señalización sesgada en tus borradores.

Le dije: "Me pondré en contacto nuevamente, gracias". A mediados de abril, volví a plantear el asunto y Jim respondió: "Por diversas razones, la gerencia de MEBIAS no desea participar en la entrevista/discusión. Lo siento, pero no son flexibles…"

No soy alguien que acepte un "No" por respuesta, así que me puse en contacto con Velicept Therapeutics a través de su sitio web. Ni siquiera respondieron. También me he puesto en contacto con Tevena, Inc., porque ellos también publicitan su enfoque en eliminar el dolor sin los efectos secundarios tan conocidos que causan la morfina y los opioides. Tampoco se comunicaron conmigo.

Mebias enfatizó mi sesgo personal. Los humanos no deberían sufrir dolor y, si alguna vez te has amputado un dedo, aplastado uno en una puerta o has tenido cirujanos que te han fileteado serrando tu esternón, como me ha pasado a mí, sabrás de qué estoy hablando. Las personas que toman opioides sienten dolor, y si terminan siendo adictas a su droga de elección, son pacientes médicos y merecen ser tratados como tal. No son criminales para ser arrestados, son víctimas que necesitan ayuda. ¿Qué hay del comportamiento delictivo, como los adictos que venden drogas para ganar suficiente dinero y sostener su hábito? Sus adicciones son problemas médicos y deberían tener prioridad sobre su actividad ilegal. Si entran voluntariamente en programas de tratamiento y aceptan testificar contra sus distribuidores, se deberían retirar todos los cargos penales en su contra. Finalmente, ¿qué papel tenemos tú y yo como no consumidores ni traficantes de drogas? Escribe a tus representantes del Congreso y cuéntales tu prioridad. Drogas, no política. La salud pública no es política.

Purdue Frederick

En 1892, John Purdue Gray y George Frederick Bingham, dos médicos, fundaron una pequeña compañía farmacéutica en el Lower East Side de Manhattan. Combinaron sus nombres del medio y crearon el nombre corporativo, Purdue Frederick. La compañía fabricaba y vendía medicamentos patentados, incluidos laxantes y otros remedios caseros.

Sesenta años después, en 1952, tres hermanos, Arthur, Raymond y Mortimer Sackler, compraron Purdue Frederick de Gray y Bingham y trasladaron la sede de la empresa a Yonkers, NY, el primer pueblo al otro lado de la frontera con el Bronx. Los tres Sackler, todos psiquiatras, la transformaron en una empresa de genéricos, con el objetivo de vender medicamentos que habían vencido sus patentes. Luego trasladaron la sede a Stamford, CT. Arthur Sackler era el hermano mayor y falleció en 1987. Los hermanos restantes, Raymond y Mortimer, compraron la tercera parte de la empresa que pertenecía a Arthur.

Los Sackler comenzaron a diversificar y en 1991, cambiaron el nombre de la empresa a Purdue Pharma.

En 2019, la Universidad de Purdue emitió el siguiente comunicado de prensa:

WEST LAFAYETTE, Ind. - La Universidad de Purdue no está ni ha estado afiliada de ninguna manera a Purdue Pharma. La compañía farmacéutica fue fundada en Manhattan en 1892 por John Purdue Gray y George Frederick Bingham como Purdue Frederick Company.

La Universidad de Purdue fue fundada en 1869 como institución de concesión de tierras de Indiana, nombrada así por el benefactor John Purdue.

Nota para los periodistas: La Universidad de Purdue solicita que utilice este párrafo en cualquier artículo sobre Purdue Pharma.

¿Qué pasó entre 1952, cuando los Sackler compraron Purdue Frederick, y 2019, cuando la Universidad de Purdue afirmó rotundamente su falta de conexión con Purdue Pharma? El comunicado de prensa de la Universidad de Purdue, que he reproducido arriba, no solo dice abiertamente "… nunca ha estado afiliada de ninguna manera…", sino que incluye la Nota para los periodistas, que solicita que el párrafo que niega la afiliación con Purdue Pharma se incluya "en cualquier artículo sobre Purdue Pharma".

Lo que pasó fue que los Sackler licenciaron la oxicodona. No solo la marcaron como OxyContin, sino que se volvieron muy buenos, quizás demasiado buenos, vendiéndola. Retrospectivamente, sus métodos de comercialización se culpan por la emergencia de salud pública de adicción a los opioides que continúa atormentándonos un par de décadas después.

Veinte años después de que Purdue licenciara la oxicodona, según el Centro de Control de Enfermedades de EE. UU., en 2016 murieron cincuenta y tres mil estadounidenses por sobredosis de un fármaco opiáceo. Ahora es el doble de esa cifra. El total de 2016 fue mayor que el número de muertes por violencia armada el año anterior y durante generaciones, la industria armamentista trató de enseñarnos que las armas no matan a las personas, las personas matan a las personas. Parece que tenían razón. Las personas usan drogas para matar a otras personas… o a sí mismas… sin ironía implícita.

Los hermanos Mortimer y Raymond Sackler, como mencioné, ambos psiquiatras de Brooklyn, tuvieron un éxito increíblemente financiero con la compra de la empresa. Forbes los agregó a su lista de las familias más ricas de Estados Unidos en 2015 con una riqueza familiar combinada calculada en 14 mil millones de dólares, ganados vendiendo drogas de forma legal y rentable a través de Purdue Pharma. De hecho, hicieron todo ese dinero en una generación vendiendo OxyContin, su marca para la oxicodona.

Con el beneficio de la retrospección, OxyContin puede etiquetarse como uno de los medicamentos más peligrosos que se hayan introducido en el mercado. Ese peligro se subraya porque algunas personas culpan a la popularidad de OxyContin como causa directa de la actual epidemia de abuso de narcóticos, aunque el abuso de narcóticos es un comportamiento influenciado por todos los opioides y cuya raíz se remonta a generaciones.

La oxicodona es mucho más antigua que los Sackler. Fue sintetizada por primera vez en Alemania, en un laboratorio de la Universidad de Frankfurt en 1916, durante la Primera Guerra Mundial. Esos químicos universitarios usaron tebaina como material de partida. La tebaina es uno de los alcaloides de la amapola, nombrado en honor a Tebas, la antigua ciudad egipcia, pero es uno de los pocos derivados de la amapola que es un estimulante natural, y no un opiáceo natural. Los otros derivados más conocidos, como la morfina y la codeína, son depresores; de hecho, cada uno produce sueño a la dosis adecuada.

Un alcaloide es un compuesto químico que contiene nitrógeno producido por plantas, y el nitrógeno en la molécula hace que los alcaloides sean moléculas básicas, en lugar de ácidos. La morfina del opio, la atropina de la belladona y la estricnina de la flor asiática Strychnos son todos alcaloides. Eso no significa que las plantas no produzcan ácidos. El jugo de limón, que es ácido cítrico con sabor a limón, es uno de los mejores ejemplos de un ácido producido por una planta. De manera similar, el ácido salicílico, el material de partida de la aspirina, también es un producto vegetal. Las plantas son buenos químicos. Hemos aprendido que los árboles extraen dióxido de carbono de nuestro aire contaminado y producen azúcares a partir de él.

Aunque, como la morfina y la codeína, la tebaina es un producto puro de las amapolas, carece de efectos analgésicos. Como mencioné, la tebaina es conocida por su capacidad de estimular a los usuarios y produce náuseas y vómitos y poco más. Químicos talentosos cambiaron su estructura dándole una actividad similar a la de la morfina y fue lanzada por E. Merck, Darmstadt, la empresa alemana Merck que quedó después de que la compañía estadounidense Merck, que se convirtió en Merck, Sharp & Dohme, se separara de la empresa matriz alemana como parte de las reparaciones de la Primera Guerra Mundial. La oxicodona no se introdujo en el mercado estadounidense hasta 1939, dos años antes de que los militares japoneses bombardearan Pearl Harbor en Hawái, arrastrando a Estados Unidos a la Segunda Guerra Mundial. Incluso el propio Hitler la tomaba, según lo informó el médico personal de Hitler. También subraya la idea de que el abuso de opioides no es un fenómeno nuevo.

DuPont Pharmaceuticals comercializó por primera vez la oxicodona en EE.UU. en 1950, como Percodan, que era una formulación de oxicodona combinada con aspirina. Percocet, oxicodona combinada con acetaminofén, conocido como paracetamol en Europa, y con la marca Tylenol en EE.UU., no se introdujo en el mercado hasta el año del bicentenario de EE.UU., 1976. Percocet sigue siendo uno de los analgésicos más recetados en EE.UU., en parte porque la gente cree que la cantidad de oxicodona en Percocet o incluso en Percodan no es suficiente para interesar a los adictos. Tal vez tenían razón, pero por otro lado, esos medicamentos en conjunto se ganaron el nombre de la calle Percs y es seguro concluir que los medicamentos de abuso ganan nombres de la calle, mientras que la aspirina sigue siendo aspirina, ya sea en la calle o en el hogar.

El mercado cambió en 1996, cuando Purdue Pharma lanzó su marca OxyContin de oxicodona en el mercado estadounidense. Lo formularon para ser una tableta de liberación prolongada, es decir, el sufijo 'Contin', de continuo, por lo que si un usuario tomaba una tableta, una pequeña cantidad del medicamento se liberaría continuamente en el torrente sanguíneo del usuario, eliminando el peligro de abuso o sobredosis. Al menos eso es lo que afirmó la empresa, aunque el uso en la calle demostró que estaban equivocados.

Los abusadores aprendieron rápidamente a derrotar los mecanismos de liberación prolongada triturando las tabletas o frotando el revestimiento de la píldora. También simplemente lo disolvieron en agua. Las tres manipulaciones evitaron por completo el mecanismo de liberación prolongada, por lo que los usuarios podían tomar toda la dosis de oxicodona de una sola vez. Tomar grandes dosis de un opiáceo repetidamente no solo es un comportamiento de abuso de drogas, sino también el patrón de dosificación que lleva de manera confiable a la adicción. La oxicodona incluso tiene su propio nombre callejero, Oxycotton.

El uso recreativo de OxyContin se extendió incluso cuando Purdue Pharma continuó promocionando el medicamento a médicos, hospitales, clínicas y centros de tratamiento del dolor y mantuvo una posición pública corporativa de que su formulación de liberación prolongada era menos propensa al abuso que otras formulaciones.

Eso quedó claro el 29 de mayo de 2018, cuando el NY Times publicó un artículo escrito por Barry Meier titulado, "Origins of an Epidemic: Purdue Pharma Knew Its Opioids Were Widely Abused" (Orígenes de una epidemia: Purdue Pharma sabía que sus opioides eran ampliamente abusados). Meier informó: "una copia de un informe confidencial del Departamento de Justicia muestra que los fiscales federales que investigaban la empresa descubrieron que Purdue Pharma conocía el abuso significativo de OxyContin en los primeros años después de la introducción del medicamento en 1996 y ocultaron esa información". Así que, aunque mantenían que su formulación de OxyContin era menos propensa al abuso que otras formulaciones, también estaban al tanto de los informes de abuso. Hay engaño en ese comportamiento corporativo y nuestra primera tendencia es culpar a la empresa.

Como he enfatizado, creo que hay suficiente culpa para todos. En los EE.UU., la FDA debería haber intervenido con una regulación más estricta, los grupos de médicos deberían haber ejercido más responsabilidad al escribir recetas. Las compañías farmacéuticas deben comenzar a entender y comportarse como si fueran una rama de nuestro aparato de atención médica y no solo mecanismos corporativos para aumentar las ganancias. Es fácil culpar a las compañías farmacéuticas porque tienen dinero.

Todo ese engaño estaba bajo la nariz metafórica de la FDA, que mantiene la oxicodona como un medicamento de la Lista 2 en los EE.UU. Una vez más, el gobierno define los medicamentos de la Lista 2 como aquellos que tienen un alto potencial de abuso, con un uso que potencialmente conduce a una dependencia psicológica o física severa. Estos medicamentos también se consideran peligrosos.

Se ha convertido en un escándalo en curso en los EE.UU. que un medicamento de la Lista 2 que el fabricante sabía que se abusaba, se considere como el desencadenante de la epidemia de opiáceos en los EE.UU. y aún esté en el mercado. Mortimer y Raymond Sackler vivieron hasta edades avanzadas y, en sus vidas, financiaron museos, exhibiciones y alas completas de hospitales y museos y nunca enfrentaron ninguna responsabilidad legal por su suspensión de la moralidad y esencialmente desencadenar la epidemia de opioides. Purdue Pharma incluso reformuló OxyContin para hacerlo más difícil de abusar y relanzó esa nueva formulación en agosto de 2010. Sin embargo, ese esfuerzo provocó un artículo en MedicalExpress.com por Patrick Gibbons de Notre Dame titulado "Study Links Rising Heroin Deaths to 2010 OxyContin Reformulation" (Estudio vincula el aumento de muertes por heroína con la reformulación de OxyContin de 2010). La nueva formulación de Purdue Pharma no tuvo el efecto que la compañía sugirió que podría tener. No disminuyó el abuso; simplemente pudo haber empujado a los usuarios de OxyContin recetado a heroína de la calle. Este último punto se enfatiza en el excelente artículo "The Family That Built an Empire of Pain" (La familia que construyó un imperio del dolor), de Patrick Radden Keefe, que apareció en el New Yorker el 30 de octubre de 2017.

¿Qué debemos hacer como sociedad además de murmurar, "¡Qué vergüenza! No deberían haberse salido con la suya."

La Dra. Nora Volkow, directora del Instituto Nacional sobre el Abuso de Drogas de EE.UU., que es la rama NIDA de los Institutos Nacionales de Salud (NIH), escribió en su blog en 2017, "la crisis de opioides ha afectado algunas de las regiones más pobres del país, como los Apalaches, y que las personas que viven en la pobreza tienen un riesgo especial de adicción y sus consecuencias..."

Concluyó que el aumento de la adicción a las drogas en áreas más pobres sugiere que es la falta de oportunidades económicas lo que impulsa el uso de drogas, y no las compañías farmacéuticas, los despiadados traficantes de drogas o las personalidades débiles. Es tentador leer eso y concluir que necesitamos escribir a nuestro congresista o congresista y decir, "Necesitan aprobar una ley que prohíba a las empresas estadounidenses trasladar la manufactura al extranjero porque eso produce desempleo." Otra teoría de la adicción dice que el desempleo y la pobreza llevan al aislamiento y es el aislamiento lo que lleva al consumo de drogas.

Esos dos factores también ignoran los cambios socioeconómicos en este nuevo milenio. Los EE.UU. ya no es una economía manufacturera, se nos habla de que estamos entrando en una Economía Gig con los conductores de UBER y Lyft como los mejores ejemplos de trabajadores independientes "Gig" que ganan la vida ofreciendo sus servicios por hora o día en nombre de una gran empresa, pero sin ser empleados de la gran empresa. Por supuesto, eso no responde a la pregunta, ¿los trabajos se trasladaron primero al extranjero, o se trasladaron al extranjero debido a otros cambios en nuestra sociedad? Incluso la gigante General Electric vendió su división de fabricación de locomotoras, pero, por supuesto, también cerraron su división de servicios financieros, por lo que su ejemplo no prueba nada. Hay cambios en marcha en nuestra economía y algunos de esos cambios pueden llevar a segmentos de nuestra población a la desesperación. Tal vez la desesperación es lo que la gente muestra cuando se siente aislada, y dije que el abuso de drogas es una forma en que las personas lidian con ese aislamiento.

También hay una conclusión universal de que los medicamentos opioides están sobrerrecetados, y eso encaja con otro hecho sociológico: la adicción a los opioides está aumentando entre las personas mayores, mientras que las muertes por sobredosis están aumentando entre los más jóvenes. Eso respalda la idea de que las personas mayores obtienen su medicación mediante receta y los jóvenes la obtienen de los traficantes callejeros. Esa idea puede ser probada, pero aún no he visto un estudio al respecto.

Así que, históricamente, los fabricantes promovieron demasiado los opioides, los médicos los recetaron en exceso, las personas mayores los solicitaron y los jóvenes los compraron en la calle o a los usuarios con receta. El resultado fue una epidemia de adicción que no muestra fin.

¿Dónde empezamos?

No podemos restringir la disponibilidad en el mercado de los opiáceos porque hay personas que funcionan cada día, por ejemplo, pacientes con cáncer, solo porque los opiáceos controlan su dolor. El número de médicos que sobrerrecetan opiáceos disminuye cada día y hay titulares que muestran a algunos médicos siendo arrestados por sus prácticas de prescripción. La clasificación de los medicamentos como sustancias controladas impone algunos límites a su uso, pero quizás la forma en que los estadounidenses reciben las recetas también podría mejorar.

Las leyes para la prescripción de opiáceos se administran estado por estado, aunque los opioides reciben estatus de sustancia controlada a nivel federal, del gobierno de los EE.UU. Sostengo que la prescripción de opiáceos, de hecho, de todos los medicamentos controlados, debería ser regulada a nivel federal, supervisada por el NIDA, la FDA o la DEA, y no administrada por cada estado. No creo que centralizar las recetas de medicamentos opioides, de hecho, de todos los medicamentos controlados, amenace a los defensores de los derechos de los estados.

En segundo lugar, las prescripciones de medicamentos controlados podrían ser más fácilmente rastreadas a nivel nacional si esas prescripciones estuvieran centralizadas. Por ejemplo, no debería ser posible que yo llene una receta de OxyContin en mi CVS local por la mañana, viaje a una farmacia de Walgreens a medio kilómetro de distancia esa misma tarde y vuelva a llenar la misma receta. Eso se está ajustando, aunque vivo en la frontera de Nueva York. Todavía puedo llevar mi receta al otro lado de la frontera estatal para llenarla. Centralizar las prescripciones podría hacer eso imposible, restringiendo el suministro de opioides con receta.

Estamos Sobredosificados

Las recetas para medicamentos controlados nunca deberían ser escritas en papel y entregadas al paciente. Deberían ser electrónicas, a través de una red federal segura, apuntando a una farmacia o servicio de entrega de recetas designado por el paciente, con datos ingresados por el profesional de salud que receta. La red federal debería restringir las renovaciones durante la duración de la prescripción del medicamento dispensado. Una prescripción de 30 días no debería tener renovaciones durante 29 días. No más caminar por la calle para llenar la misma receta dos veces en un día, o un día antes de agotarse. Debemos tener control sobre nuestra red de distribución y es por eso que enfatizo centralizarla. Es un paso hacia la socialización de la medicina, pero no estoy abogando por la socialización completa, solo de los opioides y otros medicamentos controlados.

Luego debemos aceptar por completo que la adicción a los opiáceos es, ante todo, una enfermedad, y no un delito que necesite juicio e imposición de prisión. Esa idea comenzó con la invención de la naloxona (Narcan) en 1961 y continúa hoy con clínicas que tratan la adicción a los opiáceos con la invención de la Segunda Guerra Mundial, la metadona (Dolophine), la buprenorfina (Suboxone), la naltrexona (Revia) y otros. El objetivo del tratamiento agudo es prevenir los síntomas de abstinencia, universalmente descritos como desagradables y la razón por la cual todos los adictos continúan tomando su droga de elección: evitar esa temida abstinencia... y buscar el subidón.

La naloxona está a punto de volverse más disponible porque es muy valiosa para salvar vidas debido a la sobredosis. El NY Times informó el 8 de enero de 2022: Nueva York planea instalar 'máquinas expendedoras' con medicamentos anti-sobredosis. La ciudad de Nueva York informa que comenzarán a colocar las unidades en ciertos vecindarios para finales de 2022. Las ambulancias y las salas de emergencia tienen rutinariamente naloxona, especialmente la forma de dosificación ingeniosa que pulveriza el medicamento en la nariz del paciente, invaluable si el paciente está inconsciente.

Luego, los expertos en tratamiento coinciden en que los adictos también necesitan atención a largo plazo, ya sea terapia de grupo o terapia individual, pero todos los pacientes necesitan hablar. La interacción humana es la mejor cura para el aislamiento.

Todos necesitamos hablar. Continuemos discutiendo los opiáceos, su papel adecuado en la sociedad y el papel adecuado y la responsabilidad de la sociedad en su regulación. Hacemos un buen trabajo regulando a nivel nacional los explosivos, la venta de pistolas, la calificación de películas y la fecha de los productos lácteos, pero debemos asumir la responsabilidad pública y entrar al siglo veintiuno haciendo un mejor trabajo regulando los opiáceos. Todos tenemos que aportar.

Todavía estamos discutiendo sobre comportamientos que no toleramos de nuestros hijos. Encontré un buen ejemplo.

El Comité de Supervisión y Reforma de la Cámara de Representantes de EE.UU. emitió un comunicado de prensa el 5 de noviembre de 2021, titulado, "El Comité de Supervisión inicia investigación sobre las prácticas de consultoría de McKinsey & Company, conflictos de interés". Los reporteros del N.Y. Times, Walt Bogdanich y Michael Forsythe, publicaron un artículo ese mismo día titulado: "El Congreso está investigando a McKinsey por su papel en la crisis de los opioides". La fecha de su artículo sugiere que recibieron el comunicado de prensa el mismo día que se emitió.

Agregué ambas publicaciones a mi creciente lista de referencias y luego busqué en Google "Conflicto de Interés".

Google definió conflicto de interés como, "una situación en la que las preocupaciones o metas de dos partes diferentes son incompatibles". Google también proporcionó una segunda definición, "una situación en la que una persona está en posición de obtener un beneficio personal de acciones o decisiones tomadas en su capacidad oficial".

¿Cómo fue que McKinsey, una empresa consultora de tamaño global, se encontró en conflicto con el Congreso y terminó implicada en un papel en la crisis de los opioides?

Ellos brindaron asesoramiento consultivo a la FDA, mientras, al mismo tiempo, ofrecían asesoramiento a Purdue Pharma, la empresa que es culpada de alimentar la epidemia de adicción a los opioides. A esto se suma un evidente conflicto de interés: McKinsey gestiona un fondo de cobertura llamado McKinsey Investment Office Partners (MIO), cuyo objetivo es hacer crecer los ahorros de los empleados de McKinsey… invirtiendo en las mismas empresas para las cuales McKinsey asesora.

Vaya. Eso suena más o menos a un equipo de deportes jugando ofensiva y defensa al mismo tiempo, o peor aún, el papá diciéndole a un niño, "Es culpa de mamá, ella te enseñó mal," mientras al mismo tiempo mamá le dice al niño, "No escuches a papá, no tiene tus mejores intereses en mente."

Ese ejemplo de asesorar a la FDA mientras se asesora a Purdue Pharma no solo lleva a un conflicto, sino que también viola la definición de Google que dice, "las metas de las dos partes son incompatibles."

Es también otra razón por la que estoy soltero después de dos matrimonios fallidos.

Me resulta inconcebible que McKinsey pueda asesorar a la FDA y a Purdue Pharma simultáneamente. No solo las "metas de las dos partes son incompatibles," son opuestas. La labor de la FDA es regular la industria farmacéutica y, por lo tanto, proteger la salud pública. Tienen el mandato de hacerlo por parte de nuestro gobierno. La labor de Purdue Pharma es fabricar y vender medicamentos con ganancia. Al parecer, la moralidad y la ética son responsabilidad de alguien más.

Además, los empleados de McKinsey dependen de su empresa de inversiones interna, MIO, para hacer crecer su dinero invirtiendo, entre otros, en la industria farmacéutica.

El comunicado de prensa del Comité de Supervisión y Reforma de la Cámara continuó diciendo, "Incluso hoy, McKinsey podría beneficiarse de su acuerdo de $573 millones con los estados por su papel en la epidemia de los opioides debido a las participaciones indirectas de MIO en empresas que proporcionan tratamiento para los trastornos por uso de sustancias."

La presidenta del Comité, la representante Carolyn B. Maloney, escribió el siguiente resumen demoledor en el comunicado de prensa: "Las opacas tenencias financieras de MIO plantean la cuestión de si una empresa consultora debería poder asesorar a empresas, gobiernos e individuos mientras mantiene un fondo de cobertura con intereses financieros relacionados con ese asesoramiento, sin revelar posibles conflictos de interés."

El comunicado de prensa del Comité ordenó: "McKinsey entregue documentos e información sobre todos estos temas antes del 19 de noviembre de 2021."

Las audiencias del Comité sobre McKinsey comenzaron cinco meses después, en abril de 2022.

Podría haber predicho que el socio gerente de McKinsey & Co, Bob Sternfels, testificaría "que su firma de consultoría no tenía un conflicto de interés cuando brindó asesoramiento tanto a Purdue Pharma, fabricante de OxyContin, como a la [FDA]." Ese testimonio apareció en un comunicado de prensa de Reuters emitido el 27 de abril de 2022. El comunicado también citó a la representante Katie Porter de California, quien concluyó: "Su esquema funcionó muy bien. McKinsey obtuvo contratos, Purdue se hizo rica y Estados Unidos se volvió adicto." Una crítica dura, pero merecida.

McKinsey pagó $573 millones a los Fiscales Generales Estatales para evitar ser procesada, al mismo tiempo que admitía no haber hecho nada incorrecto. Es otro caso de, "aquí tienes un gran cheque, pero en realidad no hice nada mal."

En un artículo del NY Times por Michael Forsythe, Walt Bogdanich y Chris Hamby, publicado el mismo día que el comunicado de Reuters, la representante Ayanna Pressley de Massachusetts expresó un sentimiento similar. Ella dijo: "Sus disculpas se sienten vacías e insinceras."

Obviamente, el Congreso de EE.UU. no compró el argumento de Bob Sternfels de que no había conflicto de interés.

¿El resultado de las audiencias? La FDA dice que no emitirá nuevos contratos a McKinsey mientras duren las investigaciones.

Todo esto es a posteriori. Reactivo, no proactivo.

Mientras Purdue sostenía que su OxyContin era seguro, las muertes por sobredosis de opioides en los EE.UU. continuaron aumentando, año tras año, durante una década.

Me resulta difícil creer que nadie en el gobierno se dio cuenta o preguntó públicamente, "¿Qué está mal aquí?"

Como sociedad, necesitamos enfocarnos en la ética y la moral al menos tanto como nos enfocamos en nivelar los ingresos, la disponibilidad de atención médica o la educación… o la política.

Conexiones Sociales

Mientras escribo, estamos casi dos años en una pandemia de coronavirus que hace que escribir un libro sobre trastornos adictivos parezca mal momento. Sin embargo, siempre académico, me encontré con una publicación académica en una revista de la Asociación Americana de Psicología. Fue escrita por Molly McCann Pineo y Rebecca M. Schwartz, titulada *Comentario sobre la pandemia de coronavirus: Anticipando una cuarta ola en la epidemia de opioides*.

¿Cómo se relacionan el uso de opioides y la infección por coronavirus? Sorprendentemente, la pandemia de Covid desencadenó un aumento en el uso de opioides.

Una entrada de blog de los Institutos Nacionales de Salud de 2018 (https://teens.drugabuse.gov/blog/post/addiction-and-importance-social-connections) dice en parte: "un estudio reciente en animales sugiere que las conexiones sociales positivas, como las amistades y las relaciones familiares saludables, podrían deshacer algunos de los efectos negativos causados por el uso de drogas".

Los seres humanos son criaturas sociales. Compartimos emociones y nos sentimos más seguros cuando otras personas están cerca. Es un concepto antiguo, primero expresado por Aristóteles, quien es citado diciendo: "El hombre es por naturaleza un animal social…".

Pero todos los animales parecen buscar la interacción social. Piense en manadas de búfalos, bandadas de gansos, jaurías de perros y así sucesivamente, hasta llegar a las colonias de hormigas. Hay fuerza en la socialización.

¿Podría una buena relación reducir nuestro uso de drogas? Parece demasiado bueno para ser verdad, o al menos sugiere una forma de tratar la adicción.

La pandemia de coronavirus nos enseñó que todos necesitamos conexiones sociales para funcionar mejor. Ninguno de nosotros funcionó bien aislado en nuestras casas con nuestras mascarillas al alcance de la mano. Durante los últimos dos meses de clases, mi hijo de entonces once años asistió a su clase de quinto grado a través de Zoom. Yo ponía mi laptop frente a él para que ambos tuviéramos interacción humana, pero noté que miraba fuera de la pantalla de su laptop más a menudo de lo que miraba hacia ella. Detestaba la enseñanza remota y lo que más extrañaba era estar en clase con otros estudiantes, la socialización que las escuelas tienen incorporada.

Pero, ¿cómo encaja esto con los trastornos adictivos? La estadística irrefutable es que el uso de drogas ilícitas aumentó durante la pandemia. A primera vista, eso parece paradójico. Si los pacientes están estornudando y miserables por una infección viral, ¿no usarían menos drogas?

No, usaron más drogas.

Si nos enfocamos en la idea de que socializar reduce el uso de drogas, y la pandemia nos aisló, entonces tiene sentido que el uso de drogas aumentara durante la pandemia. La falta de interacción social hizo que las personas buscaran drogas para compensar la soledad.

¿De qué tenían que compensarse? En un capítulo anterior, atribuí el uso de opioides a un deseo de perder un mal sentimiento. Teorizo que la soledad es el mal sentimiento que muchos usuarios de opioides quieren quitarse de encima. La pandemia nos hizo sentir a todos solos.

Primero, aceptemos que aún estamos en medio de una epidemia de abuso de opioides. Se han reportado casi 47,000 muertes por sobredosis de opioides cada año para 2017 y 2018, aumentando a 108,000 en 2022. EE.UU. ha perdido alrededor de 150,000 personas debido a la pandemia de coronavirus, y sin embargo perdemos a esa cantidad de usuarios de opioides cada dos años, y lo hemos hecho durante décadas.

La sorpresa es cuán importante es el contacto social para nuestra salud mental. La otra sorpresa es cuán "cableados" estamos para la interacción social. Piénselo, la forma principal en que buscamos información de nuestro entorno es a través de nuestra visión. Sin embargo, las personas ciegas buscan la misma interacción social que el resto de nosotros. No buscan esa interacción social a través de su visión; están "cableados" para ello.

Por lo tanto, la muerte por sobredosis de opioides es un problema tan grande como la pandemia. Simplemente ha sido eclipsado porque las muertes por Covid aumentaron rápidamente, alcanzaron un pico y disminuyeron en solo dos años. Las muertes por sobredosis de opioides han aumentado cada año durante una década y no muestran signos de ceder. Recuerde, para el año que terminó en 2022, EE.UU. perdió a 108,000 personas por sobredosis de opioides.

Juntémonos como estamos programados para hacerlo. La necesidad de interacción social es una de las razones por las que los adictos en recuperación necesitan cuidados posteriores. Necesitan que alguien les diga sin palabras, tal vez, "Estás bien". Ve a tu iglesia, sinagoga o mezquita. Ve a una reunión del pueblo o a la reunión de la PTA de la escuela de tu hijo. Organiza una reunión de vecinos o de residentes. Únete a un club de manualidades, toma un curso, escucha una conferencia o lidera una. Si estás en recuperación, reúnete con tu grupo. Haz todo lo posible por estar con otras personas.

Si escribes, ve a la biblioteca.

Primum Non Nocere

H<small>IPÓCRATES TENÍA RAZÓN, TRADUCIDO DIJO</small>: "Por encima de todo, no hacer daño".

Un titular reciente decía: *Cómo NJ podría usar $641 millones en dinero del acuerdo por opioides*, el artículo escrito por el periodista Dustin Racioppi apareció en un periódico semanal local, generalmente tirado en mi entrada.

¿De dónde sacó Nueva Jersey tanto dinero? Fue parte de un acuerdo pagado por la compañía Johnson & Johnson y tres distribuidores de medicamentos.

¿Por qué o qué tenían que resolver el fabricante de Band-Aid y algunos distribuidores? Investigué un poco y encontré un comunicado de prensa, fechado el 3 de febrero de 2022, publicado por una organización que se hace llamar North Jersey (www.northjersey.com). El titular decía: *Nueva Jersey en línea para recibir $641 millones del acuerdo por opioides, una ayuda para el tratamiento.*

Johnson & Johnson emitió un comunicado de prensa aproximadamente dos semanas después, el 25 de febrero de 2022, cuyo titular decía: *Declaración de Johnson & Johnson en el Acuerdo de Liquidación Nacional de Opioides*. El comunicado de la compañía incluía el siguiente párrafo: "Como se anunció previamente el 21 de julio de 2021, la Compañía contribuirá con hasta $5 mil millones al acuerdo nacional, que está diseñado para apoyar directamente los esfuerzos estatales y locales para avanzar significativamente en la lucha contra la crisis de opioides en los

Estados Unidos. Este acuerdo de liquidación no es una admisión de responsabilidad o culpabilidad alguna, y la Compañía seguirá defendiendo contra cualquier litigio que este acuerdo final no resuelva. La compañía ya no vende medicamentos opioides con receta en los Estados Unidos como parte de nuestros esfuerzos continuos para enfocarnos en la innovación transformadora y en satisfacer necesidades médicas no cubiertas."

¡Vaya! Aquí hay $5 mil millones, pero no admitimos haber hecho nada malo y, "por cierto, ya no vendemos opioides". Perdona mi cinismo, pero si voy a escribir un cheque grande para pagarle a alguien para que no me demande, entonces es seguro asumir que hice algo mal. Antes de que los abogados empiecen a gritarme, entiendo que al decir que no admiten culpabilidad, evitan que los ex pacientes demanden a la compañía por negligencia.

¿Qué hizo mal J&J? Se unieron al desfile que lideró toda la industria farmacéutica, es decir, vender medicamentos opioides con receta. ¿Y qué hará Nueva Jersey con todo ese dinero (Sí, vivo en Nueva Jersey)? Citando el artículo de Racioppi: "Nueva Jersey planea invertir $641 millones en los próximos dos décadas en servicios de reducción de daños, añadiendo dinero a programas de abuso de sustancias…". Espero que sí, porque la epidemia de Covid cerró muchas instalaciones de tratamiento.

La idea de la reducción de daños es nueva en los EE. UU., pero ha sido reforzada por Canadá. La ciudad de Vancouver, B.C., alberga un sitio web titulado *Harm Reduction—Vancouver Coastal Health*, en el que enfatizan la idea de un programa de recuperación de agujas que incluye una línea telefónica para recoger agujas usadas.

En 2003, Vancouver, Columbia Británica, estableció un programa llamado Insite. Proporciona un lugar donde los adictos activos pueden sentirse seguros mientras toman sus drogas de abuso. No serán arrestados, mientras que los saca de la calle y les brinda alguien que los ayude si tienen una sobredosis.

Es un ejemplo destacado de lo que Vincent Martello llamó Reducción de Daños.

Estamos Sobredosificados

Los EE. UU. están en la misma página que los canadienses con respecto a la Reducción de Daños. El Cirujano General de los EE. UU. insta a los estadounidenses a llevar naloxona. Sin embargo, hay una inconsistencia, ya que la naloxona todavía es un medicamento con receta en muchos estados.

La estrategia de Reducción de Daños de Vancouver mostró tan buenos resultados que San Francisco, Filadelfia, Nueva York y Seattle han enviado representantes para aprender sobre la instalación de inyección supervisada de Vancouver.

Los europeos adoptaron la idea de la reducción de daños hace años.

Insite está en el vecindario de Vancouver que históricamente fue el centro del comercio local de drogas. Ponerlo en ese vecindario lo hizo accesible a los adictos. Llevó la instalación hacia ellos y no les pidió que encontraran la instalación. Un portavoz dice: "Eso es parte de lo que este lugar y espacio trata. No se trata solo de mantener viva a la gente –ese es el objetivo principal– se trata de crear un espacio donde los usuarios de drogas puedan sentirse como personas".

Eso es totalmente consistente con la idea que introduje en mi primer capítulo, que mis estudiantes consejeros de adicciones querían saber si yo era un adicto porque nadie más les prestó atención.

Otro portavoz dijo de Insite, que las tasas de sobredosis fatales se evitaron anualmente, tanto en la instalación como en el vecindario circundante, en parte, porque los adictos tenían menos probabilidades de compartir agujas. La sorpresa, sin embargo, fue que los adictos empezaron cada vez más a buscar rehabilitación o desintoxicación voluntariamente, y como he señalado, buscar ayuda voluntariamente es clave para el éxito.

¿Cómo se adelantó Vancouver a la curva? El periodista Travis Lupick escribió: "La adopción de la Reducción de Daños por parte de Vancouver fue completamente liderada por activistas y por esta comunidad. Fue toda una década de esfuerzo concertado y activismo que realmente trajo al gobierno a regañadientes al final."

Esos activistas incluso consiguieron fondos del gobierno de Canadá.

Es otro ejemplo de un programa de tratamiento comunitario que funciona.

La Coalición Canadiense de Política de Drogas define la reducción de daños como un servicio que "mejora la capacidad de las personas que usan sustancias para tener un mayor control sobre sus vidas y su salud, y les permite tomar medidas protectoras y proactivas para sí mismos, sus familias y sus comunidades". Todas estas son claves para una buena salud mental.

Vancouver también ofrece, como parte de sus servicios de reducción de daños, intercambio de agujas, sitios de consumo supervisado y servicios de prevención y respuesta a sobredosis. Es un sistema modelo que muchas ciudades estadounidenses harían bien en emular.

De hecho, varias ciudades estadounidenses han introducido centros de inyección supervisada como el "consumo supervisado" de Vancouver. Sin embargo, es un movimiento controvertido porque hay segmentos de la población de EE. UU. que creen firmemente que el gobierno no debería estar en el negocio de suministrar drogas a los adictos.

Eso es una visión miope, porque una cosa es decir: "Tenemos que evitar que la adicción a las drogas se propague". Es más realista aceptar que las personas van a abusar de las drogas, así que seamos responsables con nuestros semejantes y reduzcamos su riesgo.

Piensa en una imagen, caballeros en armadura brillante justando. Su armadura representaba la reducción de daños. Era menos probable que fueran heridos por la lanza o la espada de su oponente.

Reconocer que los adictos a la heroína van a inyectarse su droga y proporcionarles un lugar seguro para hacerlo también es reducción de daños.

No es tirar la toalla y admitir que las medidas preventivas no funcionan. Es decir: "Mientras trabajamos en medidas preventivas, aceptamos que tienes un problema médico. Estamos aquí por tu seguridad".

Es un gran paso adelante. Es llevar las medidas de seguridad a los adictos en lugar de esperar a que algunos de ellos digan: "Por favor, ayúdame".

He mencionado la reducción de daños en capítulos anteriores, pero quiero enfatizarla porque ya es hora y funciona.

El intercambio de agujas, la disponibilidad de naloxona, los consejeros de adicción capacitados y la seguridad contra el arresto son las características de los servicios de reducción de daños.

El intercambio de agujas permite a los adictos que se inyectan sus drogas de elección una fuente de agujas estériles para evitar usar agujas de ayer, encontradas o compartidas.

La naloxona es lo que llamé un salvavidas, y los servicios de reducción de daños son una fuente disponible de naloxona y personas capacitadas para usarla.

Los consejeros capacitados no solo saben cómo usar la naloxona, sino que también reconocen a los adictos que se ponen en peligro por una sobredosis y están preparados para ayudar.

La seguridad contra el arresto finalmente acepta mi predicación de que los adictos son víctimas de la salud pública, no criminales. La policía no está fuera de las instalaciones de reducción de daños esperando arrestar a los pacientes por usar drogas.

La ciudad de Nueva York abrió una instalación de reducción de daños en 2021. ¡Bien hecho!

Hay una nueva perspectiva sobre la idea: llevar la reducción de daños al adicto. ¡Visitas domiciliarias!

En el otro extremo de la población de Nueva York se encuentra la pequeña ciudad de Hickory, Carolina del Norte. Leí un ensayo invitado en el NY Times, escrito por Beth Macy, titulado *Los dos edictos simples del tratamiento exitoso de la adicción*. Me inspiró a profundizar y encontré un sitio web (https://www.integratedcarehickory.com). Su sitio web tenía como título "No Tratamiento, Recuperación". Subtitulado "Vence la Depresión o Ansiedad, Deja el Hábito de Drogas o Alcohol... Con Nuestra Ayuda". Qué refrescante y sin juicios.

Copié su texto libremente porque fue tan inspirador: Todos los planes de tratamiento para los pacientes incorporan manejo de medicamentos junto con consejería, así como otras intervenciones efectivas. Debido a los estragos de las drogas y el alcohol en nuestra sociedad, nuestros servicios para el trastorno por uso de sustancias se centran en el modelo de consejería de Doce Pasos con tratamiento asistido con medicamentos que contienen buprenorfina (Suboxone, Zubsolv, etc.). ¡Pero no somos su habitual centro de rehabilitación o tratamiento! Trabajaremos contigo de cerca para mantener el enfoque en tu recuperación y dejar lentamente cualquier medicamento de reemplazo con el tiempo. Nuestro objetivo es ayudarte a organizar tu vida y vivir feliz, alegre y libre FUERA de nuestra clínica.

Reducción de daños en su máxima expresión. Nota que dicen: "Trabajaremos contigo de cerca...". Es lo que requiere la recuperación: constante post-tratamiento, ausencia de juicio, libertad de arresto y una promesa de futuro.

Utilicemos el liderazgo de la ciudad de Nueva York y el ejemplo de Hickory, NC, de la forma correcta de organizar nuestra lucha contra la adicción a los opioides. Es nuestra lucha, no su lucha. Es nuestra sociedad invadida por la infección metafórica que es la adicción a los opioides. Los adictos son los miembros enfermos y el resto de nosotros debemos ayudar.

Ayudemos.

Volviendo a las empresas que pagan sanciones, un artículo del New York Times, escrito por Jan Hoffman y publicado el 3 de marzo de 2022, decía en parte: "…los Sackler pagarían hasta $6 mil millones para ayudar a las comunidades a enfrentar el daño de la crisis de opioides". La familia Sackler controlaba Purdue Pharma, la compañía responsable de OxyContin, la droga que dominó el mercado de opioides y llevó al aumento de ventas que se convirtió en una crisis.

Si miramos más atrás, en 2021, Teva Pharmaceuticals fue declarada responsable en una demanda presentada por el estado de Nueva York. La multa de Teva se aplicaría más tarde. A principios de ese año, Allergan también fue multada con 200 millones de dólares por el estado de Nueva York. Teva fue un importante proveedor de opioides genéricos. Para colmo, Teva compró la línea genérica a Allergan.

Un artículo de julio de 2022 en Bloomberg informó: "Teva Pharmaceutical pagará más de 4 mil millones de dólares en un acuerdo sobre opioides". El artículo continuó diciendo: "El fabricante israelí de medicamentos dijo el martes que llegó a un acuerdo tentativo para pagar 3 mil millones de dólares en efectivo y 1,2 mil millones de dólares en medicamentos para combatir sobredosis como Narcan, para resolver las demandas".

Bien por ellos por asumir el problema.

No estoy acusando a la industria que me apoyó tan bien durante un par de décadas. Estoy señalando que nuestro sistema legal ha puesto cierta responsabilidad en la industria farmacéutica, y la industria ha dado un paso adelante y pagado. Ofrezco que asumieron la responsabilidad de la fácil disponibilidad de opioides recetados y continuaron con sus negocios. Quizás sea hora de que otros actores asuman su responsabilidad y continúen con su trabajo.

Por ejemplo, también dije antes que la FDA de EE. UU. podría haber sido más estricta. Después de todo, son una agencia reguladora. Probablemente no necesitábamos una docena de medicamentos opioides en el mercado, en cinco formulaciones cada uno, que van desde tabletas hasta parches, cápsulas e inyecciones. Lamentablemente, no hay ninguna admisión de culpabilidad por parte de la FDA, aunque han endurecido los controles debido al uso excesivo. Me gustaría verlos más proactivos que reactivos, y quizás eso sea un tema para futuros debates o liderazgo.

Algunos en nuestra comunidad médica dejaron que las solicitudes de los pacientes gobernaran lo que recetaban en lugar de confiar en su formación médica. Es un poco como mi hijo de trece años diciendo mientras está recostado en la silla del ortodoncista: "Papá, no quiero aparatos". Mi respuesta fue: "No me importa. Es una decisión médica y digo que los tolerarás".

Los médicos necesitan reconocer cuándo sus pacientes los están manipulando. Si los pacientes tienen condiciones que duelen tanto que el médico decide tratarlas con opioides, los médicos también deben tratar las condiciones que causan el dolor, si es posible médicamente, y no solo tratar el dolor en sí.

Hay una estadística aparentemente paradójica con respecto a las muertes por sobredosis de opioides. Han aumentado a más de 100,000 al año durante la epidemia de Covid, como si una cosa causara la otra. Eso es incluso en medio de los enormes pagos de J&J y Purdue Pharma y la disminución de la disponibilidad de opioides recetados, tanto por la disminución de la fabricación como por un mayor control sobre la prescripción y una mayor conciencia en la profesión médica. El aumento se debe a las drogas callejeras ilícitas que se contrabandean en los Estados Unidos.

Concluí que nuestra población se aisló durante la crisis de Covid y la gente recurrió a las drogas por esa soledad. Además, recurrieron a drogas ilícitas porque los nuevos controles disminuyeron la disponibilidad de medicamentos recetados, y los enormes pagos de la industria apenas comenzaban a aparecer. No tengo estadísticas para apoyar esa conclusión, pero tiene sentido.

Maia Szalavitz, escribiendo en un ensayo invitado en el NY Times, pregunta: "¿Cuándo cedí a la tentación?—en un ataque de ira por la infidelidad de un novio a mediados de la década de 1980... Fue un alivio de mi temor y ansiedad, y una sensación reconfortante de que estaba segura, protegida y amada incondicionalmente". Su ensayo apareció el 6 de diciembre de 2021, y lo tituló *Los opioides se sienten como el amor. Por eso son mortales en tiempos difíciles.*

Es difícil argumentar sobre querer sentirse amado y deseado.

El otro factor que impulsa el aumento en las muertes por sobredosis es la creciente presencia de fentanilo y sus potentes derivados que primero contaminaron el suministro de heroína, y ahora están creciendo para contaminar la mayoría de las drogas ilícitas de abuso. Ese fentanilo se rastreó hasta China, y gran parte de él todavía se origina allí. Continúa siendo contrabandeado a México y América Latina. Desde allí, se contrabandea a los Estados Unidos. Aún no hemos podido bloquear ese contrabando ni convencer a los chinos de que no es lo mejor para el mundo continuar suministrando fentanilo, o al menos interferir con su fabricación subterránea.

Otro artículo del NY Times publicado el 23 de abril de 2021 informa que la tasa de muertes por sobredosis de drogas superó la tasa de muertes por coronavirus en 2020. Los números son impactantes; en San Francisco, las muertes por sobredosis triplicaron las muertes por la epidemia.

Ese aumento fue reforzado por un informe en el mismo periódico, por Shawn McCreesh el 14 de abril de 2021. Escribió que es de Hatboro, PA y, "Durante la secundaria, las píldoras recetadas eran tan fáciles de abusar como un permiso de aprendiz. Nuestras reuniones se llevan a cabo junto al ataúd y a menudo".

Del mismo modo, los centros de tratamiento cerraron durante la epidemia de Covid, lo que limitó aún más las oportunidades y estimuló el uso de opioides y las sobredosis.

El aislamiento provocado por la epidemia de Covid que llevó a la gente a recurrir a las drogas es coherente con la idea que presenté en mi capítulo sobre nuestros receptores de opioides endógenos. Dije que la interacción social aumentaba los niveles de nuestros opioides endógenos, conocidos como endorfinas. Aumentar nuestros niveles de endorfinas está asociado con sentimientos de bienestar. Por el contrario, a medida que nuestros niveles de endorfinas disminuyen, las personas pueden sentirse motivadas a mantener esos receptores ocupados tomando drogas opioides. La epidemia de Covid causó aislamiento social, disminuyendo nuestros niveles de endorfinas y estimulando el uso de drogas ilícitas.

Pensamiento aterrador.

Hay una cara opuesta a esta historia, detallada en un artículo del NY Times también escrito por Maia Szalavitz, titulado *Lo que la crisis de opioides le quitó a las personas con dolor*. Apareció el 7 de marzo de 2022. Ella señala que con todos los nuevos controles y la disminución en la disponibilidad de las recetas de opioides, los pacientes con dolor severo, como los pacientes con cáncer y las víctimas de accidentes, sufren una pérdida en su calidad de vida porque su dolor no es tratado. Detalla un paciente en su artículo que se quitó la vida debido a su dolor no tratado.

Hipócrates es llamado el Padre de la Medicina y se le acredita con el juramento que se solicita que los nuevos médicos tomen. Su juramento contiene el concepto de: "Por encima de todo, no hacer daño, Primum non nocere".

Dejar a un paciente sufrir dolor es hacer daño, lo cual nos deja con una elección que aún no ha encontrado un punto intermedio. Esa elección es, recetar opioides para los pacientes con dolor, pero no hacer esos opioides disponibles para las personas cuyo objetivo es abusar de ellos.

Debe haber un punto medio, pero la práctica médica aún no lo ha encontrado.

¿Cuál es ese punto medio?

Como dije anteriormente, no necesitamos tantos opioides en el mercado como hemos tenido. Esa es una negociación futura de la industria farmacéutica con la FDA de los EE. UU.

En segundo lugar, no necesitamos tantas formulaciones como tenemos. Permítanme proponer que tengamos dos opioides para administración parenteral (por inyección), dos para administración oral, dos para parches y quizás uno para administración nasal. Eso es todo.

En tercer lugar, propongo nuevamente que las recetas de opioides sean rastreadas a nivel nacional, no por estado. Si eso lo hace la FDA, la DEA o el NIH, debe ser resuelto. Eso proporcionaría a los médicos una respuesta documentada a la pregunta hecha a los pacientes: "¿Le han recetado este medicamento otro médico u hospital?" Fácil de verificar con un sistema central.

Por último, los médicos necesitan una forma de juzgar la sinceridad del dolor de un paciente. Por ejemplo, ¿el paciente está sufriendo de cáncer u otra enfermedad que amenaza su vida? ¿Es el paciente una víctima de un accidente que intenta recuperarse? ¿El paciente sufre una discapacidad relacionada con la edad? Estos son algunos ejemplos de situaciones que los profesionales médicos deben acordar, definir entre ellos y establecer pautas universales.

Esos cuatro pasos podrían restringir el uso de opioides recetados sin negarles a los pacientes con dolor la capacidad de llevar una vida normal. No abordan el uso ilícito de opioides.

¿Qué lo hace?

Endurecer la fabricación ilícita de fentanilo y el contrabando. Si, de hecho, el fentanilo ilícito proviene de China, seguramente un gobierno totalitario como el suyo puede controlar esto. Ha durado demasiado.

Mejor tecnología de "detección" para descubrir drogas escondidas en cargamentos comerciales o en simples maletas. Mantengo que si poseo tecnología que me permite ver quién toca mi timbre, ciertamente podemos desarrollar tecnología que nos alerte si una bolsa de fentanilo está enterrada en un tráiler cargado de ropa.

También tenemos que estimular más interacción social entre las comunidades estadounidenses. ¿Qué tendría de malo realizar reuniones mensuales con el tema general de evitar el abuso de drogas?

¿Qué es una comunidad según mi sugerencia? Podría ser una organización de bloque, los residentes de un edificio o una aldea. Una reunión municipal, un servicio de iglesia o sinagoga, o una asamblea escolar son excelentes oportunidades para estimular la interacción. Si el escultismo sigue vivo, una reunión mensual de exploradores dedicada al tema. ¿Qué tal una clase de secundaria sobre el tema general de mantener la salud? Va más allá de lavarse las manos, ducharse con regularidad, usar una mascarilla o usar un condón. Se trata de lo que uno pone en su cuerpo.

¡Por encima de todo, no hacer daño!

Mirando hacia adelante

Si bien es importante mirar hacia atrás, aprender de dónde venimos y estudiar el sorprendente descubrimiento y la era de los opiáceos, la invención de los opioides sintéticos y sus efectos, es igualmente importante mirar hacia adelante y hacer algunas preguntas nuevas.

La primera que me viene a la mente: "¿Es posible la recuperación de la adicción?"

Una variación de esa pregunta podría ser: "¿Cómo comienza un adicto la recuperación además de ser admitido en un hospital a través de la sala de emergencias o ser comprometido por un tribunal?"

La pregunta que persigue a los adictos: "Después de la recuperación, ¿puedo tener una vida plena?"

"¿Cuál es el papel de la comunidad en la recuperación de la adicción?"

"¿Está el gobierno de los EE. UU. activo en esta área de la salud pública?"

Comencé este proyecto secundario contactando a mi Representante del Congreso local, como aconsejo repetidamente a mis lectores que hagan. No creo que la salud pública sea política, todo lo contrario, es universal.

Él es el representante Josh Gottheimer del quinto distrito del Congreso de Nueva Jersey, en la zona norte del estado que limita con Nueva York. Escribí a su asistente legislativo, Cody Hollerich, quien obviamente pasó mis preguntas al representante Gottheimer.

El representante Gottheimer respondió: "Gracias por su apoyo para aumentar los recursos para luchar contra la adicción."

Le había preguntado sobre la legislación pendiente para abordar la adicción y la rehabilitación.

Continuó: "Estoy orgulloso de ser copatrocinador original de la Ley de Expansión de la Excelencia en el Tratamiento de la Salud Mental y la Adicción, que ampliará los programas de demostración existentes en el Quinto Distrito y mejorará el acceso a los servicios comunitarios de salud mental y adicción."

Si bien eso fue un soplo de aire fresco legislativo, continuó con: "También estuve orgulloso de votar a favor de la Ley de Apoyo para Pacientes y Comunidades, que se promulgó el 24 de octubre de 2018. Esta legislación vital combate la epidemia de opioides aumentando el acceso al tratamiento de la adicción."

Creo que es refrescante y apropiado que mi representante del Congreso esté activo legislando el apoyo federal para el tratamiento de la adicción, pero quiero pasar de la legislación federal pendiente al tema de la salud pública que pregunta la cuestión fundamental: ¿cómo iniciamos la recuperación en la población adicta de nuestra comunidad? ¿Qué es una comunidad? ¿Puede ser un campus universitario, una ciudad, un condado o un estado?

Cuando me quejé a uno de mis lectores, un psicólogo, "Estoy buscando inspiración para escribir la última mitad de mi libro. Quiero enfocar mi dirección en el futuro y dejar de discutir historia y tecnología".

Su respuesta fue inmediata mientras asentía con la cabeza diciendo lentamente: "Creo que puedo ayudar". En el pasado, después de que le pedí que leyera partes de mi trabajo, me alentó a continuar sin marcar mi manuscrito. No sabía qué esperar esta vez, y me sorprendió.

Se levantó y caminó hacia su escritorio, escribió algo y regresó a mí diciendo: "Conozco a un exadicto que le gustaría que lo entrevistaras para tu libro". Me entregó un pequeño trozo de papel con un número de teléfono escrito en él.

Me quedé perplejo porque había estado tratando de entrevistar a adictos en recuperación para este libro desde que comencé a escribir, y he mencionado algunos intentos anteriores, incluyendo contactar a Narcóticos Anónimos, algunos hospitales y varias organizaciones de rehabilitación, y siempre enfatizaba: "Hago todo lo posible por mantener las identidades privadas".

Nunca tuve mucho éxito, porque me decían alguna variante de: "Es una violación del anonimato identificar a un adicto en recuperación". Narcóticos Anónimos me dijo que contactara a alguien en la industria de la rehabilitación. También me quejé al psicólogo sobre la inspiración simplemente por quejarme, no para buscar ayuda.

Miré a mi amigo psicólogo y le pregunté: "¿Está esperando mi llamada?"

"Le he contado sobre ti", respondió. "Está deseando hablar contigo."

Tomé con gusto el número de contacto que me dio el psicólogo, lo llamé esa tarde, dejé un mensaje y recibí una llamada de vuelta el mismo día. Acordamos una cita para encontrarnos la semana siguiente, un jueves por la noche, en mi casa. Elegí el jueves porque es el día en que mi hijo pequeño visita a su madre, lo que me da un poco más de libertad para enfocarme en mi libro.

Así que estoy escribiendo esto un viernes porque anoche, mientras escribo, fue nuestra reunión. Mi timbre sonó a la hora que habíamos programado, y recibí a un hombre de mediana edad y exitoso al que llamaré Peter e invité a mi sala de estar. Me había llamado al menos tres veces para confirmar nuestra reunión, lo que sugería que estaba tan ansioso o entusiasmado por hablar conmigo como yo estaba encantado de hablar con él. Tenía alrededor de seis pies de altura, vestido de manera casual, con su cabello del mismo tono de gris que el mío. Tenía más pimienta y menos sal que yo, aunque no usaba barba, así que mi barba blanca no tenía eco. Pasamos una hora interesante charlando sobre la adicción y sus efectos.

Peter es un excelente ejemplo del nuevo rostro de la adicción a los opioides, un trabajador educado y exitoso de clase media que tuvo una buena vida antes de la adicción y pudo restablecerla en la recuperación.

La adicción a los opioides es uno de los pocos patrones de la vida moderna que se ha extendido de las clases desfavorecidas hacia las poblaciones más favorecidas. Otras características de nuestra sociedad se extienden en la dirección opuesta, desde las clases altas y medias hacia las menos favorecidas. Piensa en la propagación de los teléfonos inteligentes, aunque su propagación, y la tecnología en general, también se ve frenada por la asequibilidad. Ya sea que nos guste admitirlo o no, nuestra sociedad está estratificada. El uso y abuso de opioides se diferencian aún más si consideramos que, hace un siglo, era una práctica de mujeres de clase alta. Más recientemente, fue rampante en poblaciones menos favorecidas y, desde allí, se extendió a la clase media y alta. Curiosamente, la mayoría de los usuarios dicen lo mismo cuando se les pregunta por qué empezaron: "Necesitaba deshacerme del estrés en mi vida. Me sentía mal".

Entre los menos favorecidos, ese estrés es a menudo la necesidad financiera. Por el contrario, las personas más favorecidas mencionan el negocio o las necesidades familiares que generan estrés, lo que demuestra que, a medida que avanzamos en nuestras carreras o familias, el estrés nos sigue, aunque permitimos que surja de fuentes distintas al dinero.

Peter resumió esa idea cuando le pregunté cómo comenzó a usar drogas opioides. "Empecé para poder funcionar mejor con todo el estrés en mi vida."

"¿Estrés de qué?" pregunté.

"Me refiero al estrés empresarial, no a la presión financiera", explicó. Aprendí que dirige su propia empresa; tiene un socio comercial y su matrimonio también sobrevivió a su adicción.

Reiteré mi filosofía sobre la adicción a los opioides: los adictos son pacientes, no criminales, y necesitan ayuda, no prisión.

"Entonces, ¿empezaste con una receta para una lesión y luego te resultó imposible dejarlo?" Continué nuestra conversación con la razón demasiado común por la cual las personas terminan enganchadas a los opioides: comienzan tratando el dolor de una lesión, cirugía o enfermedad con una receta antes de encontrarse diciendo algo como, "La droga se apoderó de mí, ahora la necesito para funcionar."

Peter respondió: "Oh, fue una receta, solo que no me la recetaron a mí. Compré mi suministro de drogas a un amigo que tenía demasiadas recetadas. A mi amigo le recetaron 270 píldoras de OxyContin al mes, demasiadas para cualquiera, así que le compré las píldoras adicionales", explicó. "En mi punto máximo, estaba gastando $200 al día, más de $70,000 al año."

Es otro ejemplo de recetas excesivas para OxyContin y consistente con los informes de noticias sobre la historia de la droga.

"Eso es nueve píldoras al día para el dolor", dije, sacudiendo mi cabeza. "Así fue como se dañó la reputación del fabricante. Se recetaron demasiados opioides", murmuré.

Mientras trabajaba en este capítulo, encontré un sitio web de Carlisle Medical, un sitio de atención administrada a nivel nacional que anuncia "Carlisle Medical tiene más de 40 años de experiencia como líder en la industria de compensación de trabajadores". Su sitio web me llevó a un documento técnico que publicaron titulado *Fighting the War on Opioids in the Workers' Compensation Industry,* y su página de portada en línea tiene las siguientes preguntas: "¿Es esto demasiado? ¿Debería un reclamante necesitar tanta medicación para el dolor durante tanto tiempo?"

Encaja tan bien con la experiencia del vecino de Peter de recibir una receta para 270 píldoras de opioides al mes y está tan en sintonía con los informes de noticias sobre recetas excesivas de drogas opioides.

Continué la entrevista con Peter preguntando: "¿Qué te hizo seguir tomándola?"

Él respondió, como por reflejo: "Cuando no la tomaba, me sentía enfermo."

"Abstinencia," dije en voz baja, asintiendo con conocimiento.

"Probablemente", estuvo de acuerdo después de pensarlo un poco.

"¿Puedes describir lo que significa sentirse enfermo para mí?" Una pregunta recurrente que me ha fascinado durante años.

"Comenzaba a sudar y respirar rápido, y esas respuestas no paraban. No podía concentrarme." Describió su abstinencia como si hubiera sucedido el día anterior. Parecía ser un recuerdo amargo que llevaba cerca de la superficie y ese recuerdo quería escapar de donde lo había atrapado.

"¿Cuándo empezaste a consumir drogas?" pregunté.

"Un año, tal vez un año o un año y medio atrás. Realmente no puedo recordar." Se encogió de hombros.

"¿Qué te hizo empezar?" pregunté, reformulando mi pensamiento original.

"El estrés no me dejaba funcionar," dijo, frunciendo el ceño y repitiendo la idea.

"¿Tomaste algo más que OxyContin?" pregunté.

"Sí, fentanilo." Me miró directamente, pero sin emoción, como si admitir el uso de fentanilo fuera vergonzoso.

"Es algo peligroso", observé. "¿Estás bien de tiempo?", añadí, cambiando brevemente de tema, porque cuando llegó, mencionó que tenía otra cita después de nuestra charla.

"Estoy bien hasta las ocho," dijo mirando su propio reloj. Eran alrededor de las 7:30, noté en mi reloj.

"¿Cómo te recuperaste?" reenfoqué nuestra discusión sobre su historia.

Sin pausa y con una mirada directa, dijo: "Ya no podía funcionar sin mirar frecuentemente mi reloj para ver cuándo me tocaba la próxima dosis. Recuerdo un evento al que asistí con mi esposa. Me senté allí sudando mientras esperaba poder escabullirme y tomar una píldora."

"¿Cuánto tiempo estuviste en recuperación?" continué con el tema.

"Una semana. Me pusieron en Suboxone (buprenorfina y naloxona) y ahora voy a consejería dos días a la semana, además de terapia grupal y un psicólogo. Todavía tomo el Suboxone."

Suboxone se usa para tratar la adicción a los opioides porque los dos medicamentos que contiene, la buprenorfina y la naloxona, están diseñados para asentarse en nuestros receptores de opiáceos, pero sin producir ningún efecto. Si los pacientes intentan tomar sus drogas de abuso habituales, Suboxone bloquea los efectos de cualquier otro opioide que el adicto tome, por lo que no hay euforia. También previene el síndrome de abstinencia porque los dos medicamentos en Suboxone se asientan en nuestros receptores opioides, pero no estimulan los receptores para que respondan.

"Parece que has logrado liberarte del control de la droga. Felicitaciones." Dije y luego continué, "¿Has visto algún cambio en el objetivo de tu vida?"

"Esa es una pregunta interesante", respondió y se detuvo a pensar en su respuesta. "Siento una enorme gratitud por no haber sufrido una sobredosis y matarme". Hizo una pausa antes de agregar, "Eso realmente no es un objetivo, ¿verdad?"

"No, pero es una buena emoción. Muy positiva".

"Además," continuó, "siempre trato de ayudar a las personas a mantenerse alejadas de eso, pero he aprendido que si le dices a alguien que deje de hacerlo, de todos modos, no te escuchará, así que dejé de intentarlo."

"Pero parece que tienes un fuerte recuerdo de haber tocado fondo y ahora estás en recuperación. Tu recuperación sería un buen modelo para que la gente lo emule. Tal vez, mirar cómo te recuperaste, o que hay una buena vida esperándote después de la recuperación debería ser tu mensaje", entendí su deseo de ayudar a los demás, pero no saber cómo hacerlo. Es por eso que escribo ahora y enseñé a los adictos, como describí en mi primer capítulo.

No respondió, pero su rostro mostraba interés. Eso también puso fin a nuestra entrevista. Miró su reloj y dijo: "Tengo que irme. ¿Te gustaría que viniera de nuevo?"

"Definitivamente, gracias. Necesito escribir esto y luego hablaremos".

Lo seguí afuera y noté algo. Casualmente, él y yo conducimos el mismo auto, aunque el mío es azul y el suyo es plateado.

Nos encontramos de nuevo dos semanas después, y tenía curiosidad por su atención posterior. Quería entenderlo y le pedí que me lo resumiera.

"Los lunes tengo un grupo de hombres, los martes tenemos prevención de recaídas, los miércoles veo a mi psicólogo y los jueves me reúno con mi consejero".

Su atención posterior sumaba cuatro días a la semana, pero le pregunté: "¿Te encuentras buscando más contacto social desde que saliste de rehabilitación?" Me corrigió porque lo que yo había llamado rehabilitación, él lo llamó desintoxicación.

"No, paso demasiadas horas al teléfono dirigiendo mi negocio, así que no tengo mucho tiempo o energía para conocer gente nueva por la noche".

Tenía curiosidad por su vida social, así que le pregunté: "¿Alguna de tus relaciones ha cambiado desde la desintoxicación?"

Pensó antes de responder: "Todavía me encuentro queriendo ayudar a las personas todo el tiempo, pero no sé cómo".

También le pregunté si su matrimonio había cambiado desde la desintoxicación.

Se sentó erguido mientras sonreía, asintiendo de nuevo lentamente. Dijo, manteniendo la sonrisa: "Sí, ya no le escondo nada. Cuando entro por la puerta principal, dejo mi ego afuera y me concentro en ella".

Tenía curiosidad por saber si se encontraba haciendo planes a largo plazo y él respondió: "Sí, estamos tratando de comprar una casa en la playa, tal vez incluso mudarnos allí algún día. Es gracioso, cuando estaba usando, nunca hacía planes más allá de mi próxima dosis".

Charlamos durante casi una hora y nuestro tema tocó nuevas emociones. Dijo: "Siento hambre todo el tiempo y no sé qué está impulsando esa hambre". Luego agregó: "A veces, cuando cierro los ojos, veo una visión de algún lugar, así que abro los ojos para ver dónde estoy y me doy cuenta de que, dondequiera que fuera, solo era una visión. A veces da miedo y me pregunto si es la forma en que mi cerebro mira mi pasado o me obliga a mirarlo".

Peter también es un buen ejemplo de la idea de que buscar ayuda voluntariamente es más probable que conduzca a una recuperación exitosa, en lugar de ser internado por un procedimiento judicial para recibir tratamiento o cualquier terapia impuesta a un consumidor de drogas por la familia o un compromiso civil.

Incluso me atreveré a sugerir que el compromiso civil, familiar o judicial para una rehabilitación involuntaria está a solo un paso de etiquetar a los adictos como criminales y encarcelarlos por el uso de drogas. El compromiso involuntario parece punitivo y es poco probable que se convierta en voluntario, mientras que buscar la rehabilitación de manera voluntaria no es punitivo. Se basa en un paciente que busca ayudar a sí mismo y está motivado por el deseo, no por la sociedad que se lo impone al adicto. Peter es un excelente ejemplo de alguien que buscó voluntariamente la desintoxicación y luego regresó con éxito a su vida social, familiar y laboral.

Los EE. UU. tienen un largo camino por recorrer antes de que les demos a todos los pacientes la oportunidad de buscar ayuda voluntariamente. Treinta y siete estados tienen leyes que exigen la rehabilitación. Aunque dije que la rehabilitación obligatoria es un paso más allá de etiquetar la adicción como un comportamiento delictivo, aún no se les da a los adictos la misma libertad de elección que a alguien con un esguince de tobillo, dolor abdominal o dolor de muelas. Todos estamos tentados a decir: "Haz esa llamada telefónica y encuentra a alguien que te ayude".

Pero también refleja nuestra realidad económica. El compromiso involuntario suele implicar que el estado, condado o gobierno local pague por la desintoxicación o rehabilitación. La rehabilitación voluntaria suele involucrar el pago del proceso por parte del paciente o su compañía de seguros. Eso casi garantiza una separación discordante entre pacientes con medios financieros y pacientes desfavorecidos. Los pacientes desfavorecidos necesitan una manera de pagar la rehabilitación y en muchos estados eso casi los empuja al compromiso involuntario.

Ahora pasaré de la recuperación individual a los programas comunitarios. El condado de Ulster, NY, es un ejemplo de un esfuerzo basado en la comunidad para eliminar esas barreras económicas a la rehabilitación, haciéndola disponible para los residentes del condado sin costo. También es el condado de Nueva York con el mejor registro de rehabilitación en comparación con otros condados del estado, y un buen modelo social o político para que otros estados, condados o municipios sigan.

Los números lo respaldan: En 2018, el condado registró 280 casos de sobredosis, de los cuales el 20% fueron fatales. En 2021, el condado redujo su tasa de sobredosis casi a la mitad, a 142 casos registrados, aunque la tasa de muertes por sobredosis fue similar, con un 19,2 %.

Esa tasa de mortalidad por sobredosis es una de las razones por las cuales la ciudad de Nueva York, a cincuenta millas al sur del condado de Ulster, ha decidido instalar máquinas expendedoras de naloxona en puntos seleccionados de la ciudad. Es una actitud que grita la realidad: "Sabemos que vas a consumir drogas, pero no queremos que mueras debido a tu hábito". Pero eso es Nueva York. Tiene una actitud general de aceptación, resolución de problemas y progreso, todo a toda velocidad.

Me reuní con el Director de Relaciones Comunitarias de Salud del Condado de Ulster, quien, según su propia admisión, "llegó a la salud pública por la puerta trasera. Estaba en comunicación pública cuando llegué a esta oficina". Su nombre es Vincent Martello y es un profesional de 70 años de cabello blanco con una voz barítona profunda y resonante que captó mi atención. Creo que esperaba que cantara su respuesta, su voz era tan resonante.

Después de compartir conmigo el éxito que sus programas tuvieron en la reducción de sobredosis, agregó: "La única forma de tratar una sobredosis con éxito es tratar a la persona en su totalidad y no solo la sobredosis".

Respondí: "La rehabilitación voluntaria es mucho más exitosa que la rehabilitación forzada, ya sea por los tribunales o la familia". Había hecho mi tarea.

Asintió y continuó describiendo lo que ha llamado un Marco Estratégico para Confrontar la Epidemia de Opioides. Dijo: "Hay cuatro pilares de ese Marco: Reducir el Suministro, Reducir la Demanda, Reducir el Daño y Mejorar el Sistema de Tratamiento, Cuidado y Recuperación", y me entregó un resumen impreso de esos pilares.

Reducir el Suministro incluye combatir el tráfico, involucrar a los proveedores, educar a los pacientes, recuperar sus medicamentos y desecharlos de manera segura, y asegurar los medicamentos de manera legal.

Reducir la Demanda incluye aumentar la conciencia de riesgo, involucrar a poblaciones de alto riesgo, incluidas las escuelas, prevenir el uso inicial y campañas de comunicación basadas en la prevención. Utiliza la educación para evitar que la gente comience a consumir drogas. Aumentar la interacción social por cualquier medio es el objetivo.

Su enfoque en Reducir el Daño incluye responder rápidamente a emergencias médicas, incluida la disponibilidad generalizada de Narcan (naloxona), apoyo de pares las 24 horas, tiras de prueba de fentanilo e identificar a personas de alto riesgo. No sabía que las tiras de prueba de fentanilo eran una tecnología disponible, así que investigué un poco.

Son como el papel de pH que la mayoría de nosotros hemos visto en química de la escuela secundaria. Las tiras de prueba de fentanilo detectan fentanilo en drogas callejeras o en orina, y la prueba tarda cinco minutos. Las drogas en polvo primero deben disolverse en agua y luego se sumerge la tira en la mezcla. Son precisas para detectar fentanilo, pero no indican cuánto hay. Incluso encontré un sitio web publicado por la ciudad de Nueva York con instrucciones para probar las drogas con las tiras. Es una estrategia realista de reducción de daños. (https://www1.nyc.gov/assets/doh/downloads/pdf/basas/fentanyl-test-strips-brochure.pdf).

El último pilar del Marco de Vincent finalizó con, "Establecer un equipo de apoyo de mitigación de alto riesgo para apoyar a las personas desde la sobredosis hasta un camino de recuperación de varios años".

Es un programa ambicioso y ha comenzado a servir como modelo para otros condados que han observado la tasa de éxito del condado de Ulster. Subrayó que la recuperación dura varios años y que probablemente se tenga que iniciar más de una vez porque la tasa de recaída es alta. "Eso es de esperarse", agregó.

Un mes después de nuestra reunión, me correspondí con él electrónicamente, y Vincent compartió conmigo sus estadísticas más recientes. En todo el condado, para los doce meses que terminaron a mediados de 2022, el condado de Ulster, Nueva York, reportó 232 sobredosis, casi la mitad de heroína, con 20 muertes debido a sobredosis. Eso calcula que el 11,6 % de las sobredosis fueron fatales, aproximadamente la mitad de la tasa de mortalidad que había informado anteriormente. También mostró, para el mismo período, que el 37 % de todas las sobredosis no recibieron naloxona, lo que sugiere que la naloxona en casos de sobredosis es justamente lo que llamo, un salvavidas.

Juntos, la experiencia de Peter y el liderazgo de Vincent son buenos modelos a seguir.

Peter ingresó voluntariamente a rehabilitación, mantuvo su matrimonio y volvió a su carrera. Esto sirve como una validación de la idea de que los individuos pueden impulsar su propia recuperación si cuentan con una buena estructura de apoyo.

El modelo del condado de Ulster ofrece a cualquier comunidad un marco para enfrentar la epidemia de opioides y valida que la tasa de sobredosis y las muertes por sobredosis se pueden gestionar con éxito como un modelo de salud pública que hace que el cuidado posterior esté disponible para toda la población. Las comunidades pueden aprender del ejemplo del condado de Ulster.

Conquistemos juntos esta amenaza para la salud pública.

Como ha opinado el periodista europeo Johan Hari: "El opuesto de la adicción no es la sobriedad; el opuesto de la adicción es la conexión humana."

Conectémonos todos.

¿Es el Futuro Psicodélico?

Continuando con nuestro intento de vislumbrar el futuro, o al menos la dirección hacia la que nos dirigimos, el tratamiento de la adicción con drogas podría ser posible con agentes psicodélicos, aunque científicamente aún no están probados ni licenciados.

Como un aparte, atravesé la era psicodélica de los años 60 sin salir perjudicado. Mantuve mi mente clara y nunca tomé LSD, psilocibina, mescalina, ni ningún otro agente aparte de un buen whisky de malta sin hielo o algunas cervezas. En la secundaria, mi amigo Bob y yo solíamos ir en coche a Staten Island para comprar cerveza, ya que en ese entonces Nueva York permitía comprar alcohol a los dieciocho años, mientras que la mayoría del resto del país fijaba la edad en veintiuno. En invierno, escondíamos la cerveza en la nieve hasta que mis padres salían un sábado por la noche. Luego hacíamos fiesta, aunque siendo menores de edad según las normas de Nueva Jersey. Después de la universidad, me excedí un poco, pero nunca fumé marihuana ni, mucho menos, tomé ácido.

Pero nuestro futuro podría incluir drogas psicodélicas como parte de la terapia de adicción y no solo como drogas recreativas para un "viaje" ocasional un sábado por la noche. Primero, un poco de contexto.

La palabra "psicodélico" fue acuñada por el psiquiatra Humphry Osmond en 1956, en una reunión de la Academia de Ciencias de Nueva York. Osmond definió "psicodélico" como "manifestación de la mente", y dio nombre a la era psicodélica de los años 60. Podemos entender lo que él quería decir con manifestación de la mente si pensamos en nuestra mente mostrando imágenes o sonidos inesperados, a veces invirtiéndolos.

Imaginamos ver sonidos y escuchar colores. A estas imágenes y sonidos inesperados los hemos llamado alucinaciones, y son uno de los efectos característicos de las drogas psicodélicas.

En junio de 2017, se publicó un artículo de revisión en la revista médica *Neurotherapeutic*, escrito por dos doctores de la Universidad Johns Hopkins, Dr. Mathew W. Johnson y Roland R. Griffiths, quienes titularon su artículo "Posibles efectos terapéuticos de la psilocibina".

La psilocibina es un producto natural. Es un agente psicodélico extraído del cactus peyote. Esa fuente fue descubierta por los nativos americanos generaciones atrás, lo que sugiere que tuvieron su propia era psicodélica durante siglos. Ese pequeño cactus es nativo del norte de México y se encuentra en el suroeste de los Estados Unidos. De hecho, la palabra "peyote" parece derivar de la palabra azteca para el cactus.

El LSD es otro agente psicodélico común, aunque, en contraste, no es natural, sino más bien un producto de laboratorios de química moderna. La psilocibina y el LSD parecen funcionar de la misma manera, uniéndose a una subpoblación de los receptores de serotonina de nuestro cerebro. La serotonina es uno de los neurotransmisores de nuestro cerebro, sustancias químicas cuya función es facilitar cómo se comunican nuestras neuronas entre sí. Es similar a lo que describí sobre cómo nuestro cerebro usa encefalinas para influir en nuestro estado de ánimo y nuestro cuerpo usa insulina para reducir el azúcar en la sangre. Tanto las encefalinas como la insulina funcionan uniéndose a sus receptores específicos, donde activan un segundo mensajero, y ese segundo mensajero "le dice" a las células a las que se unen, "Haz lo tuyo", es decir, responde a la unión según la fisiología que la evolución les enseñó. La serotonina funciona de manera similar, uniéndose a varios receptores en nuestros cerebros, y las células que tienen receptores de serotonina responden como la evolución les enseñó.

Pero, ¿ayuda la psilocibina a los pacientes con TUS (trastorno por uso de sustancias) a superar su adicción a los opioides al unirse a esos receptores de serotonina?

El artículo escrito por los dos doctores de Johns Hopkins concluyó: "La psilocibina en el tratamiento de la adicción está actualmente en una etapa temprana de investigación…" Su artículo discutió cómo el fármaco parecía ayudar a las personas a dejar de fumar o de beber, ambos ejemplos de adicción, pero yo escribo sobre opioides, y ellos estaban diciendo: "Aún no hay suficientes datos".

Por lo tanto, aunque no hay pruebas aún, muchos científicos están desempolvando la literatura médica antigua para revisarla mientras luchan por conseguir financiación para investigar la psilocibina con diseños experimentales modernos, equilibrados y válidos, cuyos resultados resistirían el escrutinio de la FDA de EE. UU. o de la Agencia Europea de Medicamentos (EMA).

El gran factor que falta en el diseño experimental hasta ahora se conoce como "enmascaramiento", lo que significa que ni el paciente ni el médico saben si el paciente está recibiendo un fármaco o un placebo, o si el paciente recibió el fármaco, qué dosis recibió y en qué orden. De esa manera, se elimina el "sesgo" del diseño del estudio, un sesgo que se atribuye a los médicos que evalúan la respuesta del paciente o a los pacientes que informan sus respuestas de manera no objetiva, es decir, con ideas preconcebidas de lo que esperan. Los estudios enmascarados permiten a los pacientes responder de manera objetiva, sin ninguna idea preconcebida de qué esperar porque no saben qué recibieron, y esas respuestas pueden compararse con métodos estadísticos normales y aceptados. Cuando ni el médico ni el paciente saben qué está tomando el paciente, se llama un estudio "doble ciego" y es el santo grial de la investigación médica.

El Dr. Jerry Avorn, en su excelente libro, *Poderosos Medicamentos: Beneficios, Riesgos y Costos de los Medicamentos Recetados*, resumió la idea de los estudios de medicamentos con sesgo: "El problema es este: los pacientes que terminan tomando un determinado medicamento pueden diferir de manera importante e inmedible de aquellos que no lo hacen, incluso si parecen ser similares en otros aspectos". En otras palabras, resultados sesgados.

A pesar de ello, el camino liderado por los doctores Johnson y Griffiths resultó en una especie de triunfo: Johns Hopkins se convirtió en la primera universidad de EE. UU. en recibir la aprobación regulatoria para un centro de investigación que llamaron "Centro de Investigación Psicodélica y de la Conciencia", parte de su prestigiosa facultad de medicina.

Un artículo de 2019 de la reportera Barbara Sprunt, de la estación de radio WAMU, una estación de radio pública propiedad de la American University, enfatizó que en los EE. UU., la investigación sobre psicodélicos no está ampliamente financiada por el gobierno federal porque las drogas psicodélicas siempre han sido clasificadas como de la Lista I. Estas drogas no pueden ser recetadas legalmente a los pacientes porque se definen como sin uso médico y, por lo tanto, son ilegales a nivel federal. Eso supera los derechos de los estados y lo que mencioné como no licenciado. De ahí que el centro haya tenido que esperar financiación privada para iniciar su trabajo porque no podían solicitar fondos del gobierno para investigar drogas que ya han sido definidas por nuestro gobierno como peligrosas. Concluyó su artículo diciendo: "El centro de Johns Hopkins planea probar la psilocibina en la adicción a los opioides entre otros trastornos psiquiátricos".

Lo hicieron. Encontré un artículo también publicado en 2019, en la revista médica *Frontiers in Psychiatry*, escrito por un grupo de seis científicos colaboradores, incluidos los doctores Griffith y Johnson, a quienes mencioné anteriormente. El nuevo artículo concluyó que, después de una encuesta retrospectiva en línea, "La mayoría de los encuestados informó cumplir con los criterios del DSM-5 [Manual Diagnóstico y Estadístico] para SUD severo antes de su experiencia psicodélica, mientras que, desde la experiencia psicodélica, la mayoría ya no cumplía con los criterios para ningún SUD". En otras palabras, la psilocibina parecía haber funcionado porque después de su experiencia psicodélica, los pacientes no mostraron comportamientos adictivos. Sin embargo, como expliqué antes, no hubo enmascaramiento en el estudio. Los pacientes sabían qué droga les dieron y los doctores también porque los estudios retrospectivos usan datos antiguos sin enmascaramiento. Tanto los pacientes como los doctores sabían lo que los pacientes habían recibido. Además, fue un estudio retrospectivo, lo cual significa que fue un reexamen de un estudio antiguo, aunque usaron una medida objetiva, el Manual Diagnóstico y Estadístico aplicó criterios modernos y cuantitativos.

Si bien su encuesta en línea no cumple con los estándares modernos de validez estadística, todavía sugiere fuertemente que los psicodélicos son útiles para tratar el SUD, o al menos, necesitan más estudio porque parecer funcionar no es lo mismo que probar que funcionan. Vi un estudio válido, llamado como expliqué anteriormente, "doble ciego" de la psilocibina en depresión y ansiedad en pacientes con cáncer. Eso sugiere además que el fármaco tiene potencial para tratar a pacientes con SUD, pero debemos ser pacientes, es decir, esperar un poco más por el estudio adecuado.

Continuaré vigilando los informes médicos sobre su uso en pacientes con SUD, pero mientras escribo, el tratamiento de la adicción con psilocibina todavía es preliminar, aunque los datos iniciales sugieren que podría ser útil.

Esperen, porque probar la utilidad requerirá decenas de millones de dólares de financiación, sin importar la fuente. Como dije antes, sin embargo, la financiación federal en los EE. UU. para la investigación psicodélica en el tratamiento de SUD no está disponible porque las drogas psicodélicas son de la Lista I, por lo que el campo depende en gran medida de la financiación de fuentes privadas y no gubernamentales, y hago un llamado a esas fuentes para que comiencen a financiar la investigación médica en la misma medida en que financian las artes, los artistas y los documentales de televisión.

Sería una buena oportunidad para que las fundaciones o la riqueza privada o corporativa contribuyan en gran medida a la investigación de salud pública para una condición que está matando a 100,000 estadounidenses al año.

Es otro caso de leyes federales que necesitan ponerse al día con la necesidad de estimular el progreso en la investigación de adicciones para proporcionar orientación en salud pública al proporcionar respuestas a preguntas pendientes.

¡Vamos Congreso también, menos política y más salud pública! La salud no es política.

Todavía hay algunas drogas más en esta clase de psicodélicos. La primera se conoce como ibogaína y también es un producto natural encontrado en plantas.

Cada vez que comenzamos a pensar en extraer drogas de plantas, es un regreso a una era anterior durante la cual los humanos comían nueces y bayas que recogían de los árboles. Pero no es un regreso porque cada vez que rasgo un sobre de la marca Truvia de edulcorante de stevia sin azúcar, leo el sobre y dice: "Edulcorante sin calorías de la hoja de stevia". Seguimos consumiendo productos naturales y lo seguiremos haciendo. Tengo mi ojo puesto en las fresas silvestres que están madurando en mi jardín mientras escribo.

La ibogaína crece en África Central y hace 120 años, exploradores franceses la trajeron a Europa. Se rumorea que la CIA de los EE. UU. usó ibogaína en los años 50, aunque tendría que ser un novelista de espías imaginativo el que sugiriera cómo la usaron o para qué.

No está aprobada en los EE. UU. como medicamento aunque está aprobada en algunos otros países, incluido México. Sin embargo, se está estudiando en los EE. UU. en Miami, aunque encontré pocos detalles sobre cómo lograron hacerlo.

Se propone que bloquee el síndrome de abstinencia en usuarios de opioides, aunque espera el patrocinio corporativo o gubernamental para ensayos clínicos reales que incluyan ese diseño de enmascaramiento que mencioné anteriormente.

Al igual que la ibogaína, el "veneno de sapo" o 5-MeO-DMT es otro agente psicodélico derivado tanto del sapo del desierto de Sonora como de algunas plantas. Es otra droga que bloquea algunos de nuestros receptores de serotonina y suplica ser estudiada en adictos en recuperación (pacientes con SUD) porque ha demostrado ser efectiva en pacientes con depresión y ansiedad.

Tratar la adicción con agentes psicodélicos está llevando a esfuerzos, al menos estado por estado, para despenalizar los psicodélicos y permitir a los médicos la libertad de probar las drogas en adictos sin temor a violar la ley. Sin embargo, los estados no tienen la riqueza que muestra el gobierno federal.

El *N.Y. Times* publicó un artículo el 21 de mayo de 2022 titulado "Quiero Reiniciar mi Cerebro: Veteranas Recurren a la Terapia Psicodélica". Dado que los psicodélicos siguen siendo drogas de la Lista I en EE. UU., las veteranas se registran en una clínica mexicana. El reportero Ernesto Lonono escribe: "Habiendo recurrido a terapias experimentales para tratar el trastorno de estrés postraumático, lesiones cerebrales traumáticas, adicción y depresión, muchas exmilitares se han convertido en efusivas defensoras de una mayor aceptación de los psicodélicos".

La clínica mexicana se llama *The Mission Within*, dirigida por el Dr. Martin Polanco, y trata a veteranos de EE. UU. con psicodélicos fuera del alcance de la ley estadounidense. Es interesante y tardío, que trate a mujeres.

Aunque disminuir nuestro suministro de opio parece no encajar en un capítulo sobre agentes psicodélicos, la mayoría de los científicos está de acuerdo en que disminuir el suministro de heroína en EE. UU. debe ser un enfoque simultáneo durante el tratamiento de abstinencia.

Volviendo brevemente nuestra atención a la disminución del suministro de opio, las estimaciones de hace dos décadas clasificaban a Afganistán en primer lugar, produciendo hasta el 90% del opio mundial. Desde entonces, ha sido prohibido por los talibanes, lo cual disminuyó la producción de Afganistán aunque no la eliminó por completo. Hubo otras disminuciones en la región también. Turquía abolió la producción de opio en 1972, lo que impulsó la producción afgana.

De manera similar, Irán prohibió la producción de amapola en 1979, lo cual también desplazó la producción de amapola a Afganistán.

Debemos mirar más hacia el Este, hacia China.

Y ahora nos enfocamos en otra posibilidad, ¿podría la marihuana también ser útil para prevenir la adicción a los opioides? Nuevamente, probablemente no esté probado, pero muchas personas talentosas la están estudiando.

Encontré un artículo de 2014 en la revista académica *JAMA Intern Med*. El autor principal, el Dr. Marcus A. Bachhuber, está basado en Filadelfia y había dos otros científicos coautores. Su argumento era que las muertes por sobredosis de opioides continúan aumentando, impulsadas por el aumento de las recetas para el dolor crónico, y el dolor crónico es una de las principales indicaciones para el uso medicinal del cannabis, entonces, ¿podrían los cambios en las leyes que gobiernan el acceso a la marihuana medicinal revertir el aumento de muertes por sobredosis de opioides?

Como expliqué antes, su estudio fue retrospectivo sobre las leyes estatales del cannabis y si se correlacionaban con la disminución de las muertes por sobredosis de opioides.

A pesar de ello, sus conclusiones estimularon, por así decirlo, un mayor interés en el uso de marihuana medicinal para prevenir el uso de opioides. Sin embargo, como en muchos estudios retrospectivos, el Dr. Bachhuber y sus colegas concluyeron: "Aunque el presente estudio proporciona evidencia de que las leyes sobre el cannabis medicinal están asociadas con reducciones en la mortalidad por analgésicos opioides a nivel poblacional, los mecanismos propuestos para esta asociación son especulativos y se basan en evidencia indirecta".

En otras palabras, el Dr. Bachhuber nos dijo nuevamente que correlación no significa causalidad.

Un artículo cinco años después escrito por cuatro autores encabezados por la Dra. Chelsea Shover, apareció en otra revista médica, *PNAS*, o

Proceedings of the National Academy of Science. Abrieron su artículo en una nota esperanzadora: "El cannabis medicinal ha sido promovido como una solución a la crisis de sobredosis de opioides en EE. UU. desde Bachhuber...". La Dra. Shover y sus colegas afirmaron sin reservas: "Nos parece improbable que el cannabis medicinal -utilizado por aproximadamente el 2,5% de la población estadounidense- haya ejercido efectos opuestos y significativos sobre la mortalidad por sobredosis de opioides".

Repitiendo el principio, correlación no significa causalidad, el cannabis no previene la sobredosis de opioides. La Dra. Shover lo dijo mejor: "Los cannabinoides han demostrado beneficios terapéuticos, pero reducir la mortalidad por sobredosis de opioides a nivel poblacional no parece estar entre ellos".

Los resultados de la investigación son tentadores, y los científicos continuarán estudiando estas drogas.

Por último, no podemos olvidar la droga conocida como éxtasis, o más formalmente como MDMA. Encontré un artículo en otra revista médica (*Current Drug Abuse Reviews*), publicado en 2013 por tres académicos con base en Nueva York titulado «¿Puede el MDMA Jugar un Papel en el Tratamiento del Abuso de Sustancias?". Aunque admiten que el MDMA funciona por un mecanismo diferente al de otros agentes psicodélicos, podría ser útil en el abuso de sustancias porque funciona en pacientes con TEPT.

Es una extensión porque, aunque el TEPT es un factor causante del abuso de drogas, no es la única causa. Sin embargo, si los laboratorios académicos logran liberar financiación para la investigación del gobierno, fundaciones privadas u otras fuentes, podremos aprender la respuesta a las intrigantes preguntas que rodean el tratamiento psicodélico de pacientes con SUD.

Cambio Estratégico en un Mundo Post-Covid

Maya Angelou dijo: "Si no te gusta algo, cámbialo. Si no puedes cambiarlo, cambia tu actitud". Cambiar nuestra actitud se aplica al tratamiento del abuso de sustancias en un mundo post-Covid.

Hubo un intento de controlar la propagación de la dependencia de opioides que fue interrumpido o subsumido por la reciente pandemia de Covid. A medida que la pandemia de Covid disminuye, debemos volver a enfocarnos en los opioides porque la tasa de mortalidad por sobredosis de opioides continúa aumentando.

La DEA de EE. UU., un brazo del Departamento de Justicia, es la encargada de regular la disponibilidad de los fármacos opioides. El Inspector General del Departamento de Justicia acusó a la DEA de ser lenta para responder a la creciente epidemia de muertes por sobredosis de opioides. Eso suena como un organismo regulador siendo proactivo, hasta que miramos cuándo dijo eso el Inspector General. Fue en 2019, lo cual lo hace reactivo y, como resultó, demasiado tarde. El Covid apenas comenzaba a propagarse.

El Consejo de Inspectores Generales sobre Integridad y Eficiencia de los EE. UU. emitió un informe en octubre de 2019 titulado *Combatir la Crisis de Opioides: El Papel de la Comunidad del Inspector General*.

Dos meses después, en diciembre de 2019, el virus Covid comenzó su propagación desde China hasta el punto de que 2020 siempre será recordado como el año en que dejamos de comer en restaurantes, las escuelas públicas enseñaban a sus estudiantes en línea, se nos obligó a usar mascarillas y todos nos quedamos en casa.

No es de extrañar que justo cuando el gobierno de EE. UU. comenzó a enfocarse en combatir el Covid, la tasa de mortalidad por opioides continuó aumentando, superando las 100,000 muertes por sobredosis al año.

Adquirí un nuevo respeto por los esfuerzos del gobierno de EE. UU. para combatir las muertes por sobredosis de opioides. Ese informe del Inspector General (IG) comenzó con la declaración: "Estados Unidos está en medio de una grave crisis de opioides. Más de 70,000 personas murieron por sobredosis de drogas en 2017…".

El informe del IG continuó: "El informe de 2017 de la Comisión del Presidente para Combatir la Adicción a las Drogas y la Crisis de los Opioides hizo 56 recomendaciones separadas para mejorar la respuesta del gobierno al abuso de opioides…" No pude obtener una copia de esas 56 recomendaciones, pero fue gratificante saber que el gobierno federal de EE. UU. estaba enfocado en las muertes por sobredosis de opioides, pero, como el resto de la cultura occidental, fue gravemente distraído por una pandemia más aguda.

El investigador médico Hugo Lopez-Pelayo y sus colegas escribieron un artículo en *BMC Medicine*, publicado en julio de 2020, titulado *La era post-COVID: desafíos en el tratamiento del trastorno por uso de sustancias (SUD) después de la pandemia*. Continuó diciendo: "La pandemia de COVID-19 ofrece una oportunidad única para remodelar y actualizar las redes de tratamiento de la adicción".

Mi representante en el Congreso, Josh Gottheimer, informó en 2020: "GOTTHEIMER ENCIENDE ALARMA SOBRE LA EPIDEMIA DE OPIOIDES QUE SE AGRAVA DURANTE LA PANDEMIA DE COVID".

Subrayó su observación: "La crisis del COVID-19 solo está empeorando la epidemia de opioides, con el estrés económico adicional, la ansiedad y la depresión provocados por estar en casa solos, contribuyendo a un aumento en el uso de sustancias y alcohol".

Mi agradecimiento a Cody Hollerich, Asistente Legislativo Principal del Rep. Gottheimer, por responder y mantener nuestro diálogo.

La pandemia disminuyó el número de opciones de tratamiento para los drogodependientes en EE. UU., en parte, porque los pacientes con Covid dominaron las salas de emergencia durante casi un año y medio. Sorprendentemente, Lopez-Pelayo escribe desde Portugal y propone que el tratamiento moderno del SUD incorpore telemedicina y soluciones digitales, sugiriendo nuevamente que el SUD no es un problema únicamente estadounidense, sino un problema global. Continúa explicándonos que la tecnología puede proporcionar continuidad en la atención porque elimina la necesidad de que los pacientes visiten un centro. Esencialmente, lleva el centro al paciente. Por supuesto, también admite que la tecnología digital puede excluir a grupos de personas que no tienen acceso a la tecnología porque no pueden permitírselo y, si la pandemia de Covid es una lección, no somos aptos cuando intentamos el aprendizaje en línea. Tampoco nos gusta. Es una habilidad que requerirá algo de práctica antes de que nos sintamos cómodos y tranquilos con ella, si la necesidad vuelve a surgir en el futuro. Aparte de leer el periódico diario en línea e investigar para este libro, tampoco puedo leer en línea por placer.

Ese artículo de *BMC Medicine* también enfatizó que el tratamiento del SUD debería modernizarse porque la última vez que se actualizó fue hace cuarenta años. Ya es hora, aunque tenemos suficiente experiencia para saber qué funcionó y qué necesita ser actualizado. Soy un gran admirador de aplicar la tecnología para resolver el problema de aumentar el contacto entre los pacientes con SUD y los proveedores de atención.

Esos sistemas de tratamiento renovados deberían basarse en lo que el artículo denominó "los siete pilares", que incluyen:

- Telemedicina y soluciones digitales
- Hospitalización en el hogar
- Servicios psiquiátricos y de consulta/enlace para adicciones
- Instalaciones de reducción de daños
- Atención centrada en la persona
- Trabajo remunerado para mejorar la calidad de vida en personas con SUD
- Atención integrada a la adicción

Pensemos en esos pilares uno a uno.

Telemedicina, o lo que yo llamo nuestra era de "Zoom", por necesidad resultará en menos pruebas biológicas como la necesidad de muestras de sangre, orina, saliva o tejidos, pero también es una forma menos costosa de proporcionar contacto con una población más amplia. El inconveniente al que sigo volviendo es que las tecnologías de comunicación digital, como las laptops o dispositivos personales como iPads, no son universalmente asequibles, por lo que hasta que el acceso a la tecnología sea universal, la tecnología de comunicación está limitada a personas con recursos. Estoy en contra de adoptar soluciones a problemas si esas soluciones estratifican aún más nuestra población.

Hospitalización en el hogar es casi una contradicción, pero podemos interpretarla como recibir contacto diario con un cuidador en casa, nuevamente, proporcionado en gran parte por la tecnología. La continuidad del contacto es clave en la terapia de adicción.

Las **admisiones hospitalarias debido al abuso de sustancias** son una forma válida de comenzar, pero es solo un comienzo. Ayudará a los pacientes a superar la abstinencia, pero no proporciona una estructura para el cuidado continuo. Sin embargo, salva vidas. Durante el Covid, nos cortaron las visitas hospitalarias porque los pacientes con Covid, como mencioné, dominaron las salas de emergencia durante un año.

La reducción de daños incluye la abstinencia, pero ese es un objetivo, no un punto de partida. Un hogar estable es un buen punto de partida, pero se enfoca en proporcionar un hogar a los pacientes que no tienen uno, o al menos un entorno de vida estable. No sé si la población sin hogar en los EE. UU. abusa de los opioides, pero es una buena idea evitar que las personas vivan en las calles. La gran apuesta de la reducción de daños es proporcionar lugares seguros para inyectarse, atendidos por expertos que salvan vidas y naloxona. No son bienvenidos de manera universal. "No en mi patio trasero" es demasiado común.

Mi representante en el Congreso, **Josh Gottheimer**, publicó otro boletín que se centró en la reducción de daños en una población selecta. Su artículo tenía el titular: "**GOTTHEIMER INTRODUCE PROYECTO DE LEY BIPARTIDISTA Y BICAMERAL PARA COMBATIR LA ADICCIÓN A OPIOIDES EN DEPORTISTAS ESTUDIANTILES. CREA PROGRAMA FEDERAL DE SUBVENCIONES PARA LA EDUCACIÓN Y CAPACITACIÓN JUVENIL SOBRE PREVENCIÓN**".

Explicó su proyecto de ley de la siguiente manera: "…El 28 de marzo de 2022, el congresista Josh Gottheimer (NJ-5) anunció que está introduciendo una legislación bipartidista y bicameral conocida como la Ley de Prevención de Opioides en Atletas Estudiantiles. La legislación creará un programa federal de subvenciones a través de la Administración de Servicios de Salud Mental y Abuso de Sustancias (SAMHSA), una rama del Departamento de Salud y Servicios Humanos de EE. UU., para invertir en programas educativos y de capacitación a nivel juvenil, de secundaria y universitario sobre el mal uso de opioides y otras sustancias comúnmente utilizadas en el manejo del dolor o la recuperación de lesiones por parte de estudiantes y atletas estudiantiles". Es una historia repetida de cómo el manejo del dolor lleva a un comportamiento adictivo que, a su vez, lleva a la adicción.

Es **gratificante** para mí ver al Congreso de los EE. UU. atacar la adicción a las drogas de frente con un programa racional, aunque enfocado en los deportes, basado en modelos de tratamiento que han sido probados por otros.

La atención centrada en la persona sin duda comenzó reconociendo y aceptando a los drogodependientes como pacientes primero, no como criminales, y continuó con el concepto de que los pacientes prosperan mejor si dicen "quiero desintoxicarme", en lugar de un tratamiento ordenado por el tribunal o la familia, como en "desintoxícate o si no".

El trabajo remunerado es un objetivo de muchas empresas en un mundo post-Covid. Incluso los supermercados ya no abren todas las cajas registradoras, en parte porque no pueden encontrar trabajadores para atenderlas. ¿Cuántos de nosotros, en nuestro mundo post-Covid, hemos entrado en un supermercado y buscado en vano a alguien para preguntarle, "¿En qué pasillo está el papel higiénico?" La escasez de trabajadores es un problema que enfrenta nuestra economía y puede necesitar una gran reforma en la forma en que hacemos negocios. Mientras escribo, los EE. UU. atravesaron una escasez de fórmula para bebés, atribuida, en parte, a la monopolización de la industria de la fórmula para bebés. No hay suficientes fabricantes, por lo que si el mayor productor sale de línea debido a problemas de la línea de suministro o de control de calidad, se crea una escasez. ¿Qué sigue? ¿Empezaremos a pedir todo en Amazon y la idea de comprar en persona se volverá arcaica?

La atención integrada a la adicción está impulsada y victimizada por el enorme aumento de la población hospitalaria impulsada por la infección de Covid. Para los pacientes con SUD, debemos avanzar hacia un modelo de tratamiento integrado que incluya la detección temprana, la intervención y la atención especializada en hospitales. Hay instalaciones disponibles que publicitan que aceptan seguros, pero la atención hospitalaria durante la recuperación aún no está disponible de forma universal, y si un paciente no tiene seguro, esas instalaciones, como el acceso universal a la tecnología, siguen estando fuera de alcance. Es la contradicción de la estratificación: alguien inventa una máquina o una técnica para tratar a una población, pero su uso está limitado por la disponibilidad de fondos.

La **naturaleza global** de las muertes por sobredosis también se evidencia en Escocia. Esa pequeña nación tiene una tasa de mortalidad por sobredosis que rivaliza con la de los EE. UU. Un artículo del NY Times de 2019 citó a Andrew McAuley, investigador principal sobre abuso de sustancias en la Universidad Caledoniana de Glasgow, diciendo: "Recuerdo cuando los titulares decían 'Una muerte cada día por drogas… Esos parecen días gloriosos. Ahora estamos cuatro veces más que eso'". Hay una pequeña distinción entre la tasa de mortalidad por sobredosis de Escocia y la de los EE. UU.; las víctimas en Escocia tienden a ser mayores que las de los EE. UU. Tendríamos que teorizar por qué es así.

A pesar de la **naturaleza global** de la enfermedad de la adicción a los opioides, es hora de reexaminar cómo tratamos una enfermedad que está matando a 100,000 estadounidenses al año y continuará haciéndolo hasta que descubramos cómo hacer que el tratamiento sea universal, determinar qué funciona y qué no, y proporcionar alguna medida de atención continua para prevenir la recaída. Después de todo, las dos tasas de mortalidad más altas por sobredosis en los EE. UU. incluyen Virginia Occidental… y el distrito de Bronx en Nueva York. Y el principal culpable en la tasa de mortalidad de la ciudad de Nueva York: el fentanilo.

Como dijo **Thoreau**, mucho antes de que Maya Angelou nos dijera que cambiáramos nuestra actitud: "Las cosas no cambian; nosotros cambiamos".

Cambiemos juntos. Si todos trabajamos hacia el mismo objetivo, podemos lograrlo. El Congreso está en ello… finalmente. El Departamento de Justicia estaba en ello, y el Poder Ejecutivo necesita involucrarse también.

¿Cómo lo estamos haciendo?

He dicho que las muertes por sobredosis alcanzaron las 108,000 en 2022, una tasa de mortalidad que me hace tragar saliva. Casi trescientas personas al día mueren por sobredosis de opioides, en un país que puede enviar un cohete a Marte, solo para decir que lo hicimos, pero que, al mismo tiempo, aún no ha desarrollado un programa para prevenir el abuso de drogas.

¿Estamos progresando en algo?

Nuestro progreso es desigual, especialmente porque la tasa de mortalidad sigue aumentando y varía entre grupos y razas dentro de la población.

Caitlin White, editora gerente de Health City en el Boston Medical Center, cita al Dr. Marc LaRochelle, un especialista en adicciones de ese centro médico: "En los últimos tres años, parece que se han puesto los frenos para la población blanca, pero otros grupos siguen en aumento".

Seguimos luchando con la desigualdad de oportunidades en la población estadounidense, aunque ahora la disponibilidad de atención médica es la culpable. A los grupos minoritarios se les solía negar el acceso a una educación igualitaria, muchas escuelas eran "solo para blancos". Del mismo modo, los grupos minoritarios no tenían acceso abierto a la vivienda o al transporte. Simplemente, se les negaba la igualdad de oportunidades en la vida, únicamente por cómo se veían, qué idioma hablaban en casa o, más recientemente, por el género que declaraban. Ahora se trata del acceso a la atención médica para un problema de salud pública y no de la negación de la educación o del transporte público.

Ella continúa escribiendo: "Sin embargo, desde 2016, la historia ha cambiado. Mientras que las muertes de blancos han disminuido hasta 2019, las muertes por sobredosis de opioides entre los afroamericanos, especialmente los hombres negros, están aumentando". Cuando consideramos que las muertes por sobredosis de opioides casi se duplicaron en la última década, está claro dónde está aumentando esa tasa: entre los afroamericanos. Sostengo que parte de esto se debe a la accesibilidad de la atención médica, aunque no puedo descartar una base genética para la tasa de mortalidad.

Ella continúa escribiendo: "Los expertos de EE. UU. marcan el inicio de la actual epidemia de opioides con el aumento del uso no médico de analgésicos opioides recetados, particularmente OxyContin, en la década de 1990". Ella da un salto adelante hacia la siguiente conclusión: "Pero en 2013, la tercera ola de la epidemia presentó un fuerte aumento en las muertes por sobredosis de opioides sintéticos, principalmente debido al fentanilo".

He tratado eso en capítulos anteriores.

La **AMA (Asociación Médica Estadounidense)** informa en su libro blanco de 2021, *Epidemia de Sobredosis, El Progreso de los Médicos hacia el Fin de la Epidemia Nacional de Sobredosis*, "Las recetas de opioides disminuyen por décimo año consecutivo, pero las muertes continúan aumentando, es hora de cambiar de rumbo". Continúan informando: "Los médicos y otros profesionales de la salud han reducido la prescripción de opioides en todos los estados durante diez años consecutivos. Han incrementado el uso de programas estatales de monitoreo de medicamentos recetados (PDMP) en todos los estados durante los últimos cinco años. A pesar de estos esfuerzos, la mortalidad relacionada con las drogas continúa aumentando".

La tasa de mortalidad en EE. UU. por sobredosis de opioides no parece responder a la disminución de las recetas. La AMA reconoció eso y recomendó: "Tratar la epidemia de sobredosis y muertes de la nación requiere un enfoque mucho más proactivo y coordinado centrado en soluciones de salud pública basadas en la evidencia".

La adicción a los opioides sigue siendo una crisis de salud pública sin un final a la vista.

Los psiquiatras tienen su propia visión de la crisis. En un artículo académico de 2017 en la **American Journal of Psychiatry**, el Dr. George E. Woody recomienda otro tratamiento para mantener a los adictos en recuperación libres de opioides. Es un medicamento llamado naltrexona, y escribió: "El interés en la naltrexona aumentó cuando los estudios descubrieron que prevenía la recaída en la dependencia al alcohol".

La dependencia al alcohol es un tema separado de los opioides, pero la naltrexona se ha formulado como una inyección de liberación prolongada y, a diferencia de la metadona, es un antagonista, no un agonista. Del mismo modo, la buprenorfina es un agonista parcial, útil en la rehabilitación de la adicción.

El uso de naltrexona debe esperar hasta que los pacientes con TUS estén libres de su droga de abuso, así como de naloxona o buprenorfina, pero su tasa de éxito, si se siguen las reglas, está aumentando. Esperar a que los pacientes estén libres de sus drogas de abuso es vital porque, como antagonista, la naltrexona precipita la abstinencia. La metadona no lo hace porque es un agonista, aunque, como he señalado, eso también conduce a que la metadona entre en la comunidad como una droga de abuso.

Entonces, ¿cómo lo estamos haciendo?

Está claro que la tasa de mortalidad por sobredosis sigue aumentando. Eso sugiere que tenemos un problema continuo, incluso si algunos estados informan menos casos de adicción, la gente sigue muriendo por opioides.

Esa aterradora tasa de mortalidad es sufrida de manera desigual por la población de EE. UU. La adicción a los opioides puede haber escapado de las proporciones epidémicas en las poblaciones desfavorecidas, pero la tasa de mortalidad se quedó atrás. Como dije, un mayor porcentaje de adictos negros mueren en comparación con los adictos blancos.

Necesitamos medicamentos para el dolor que no produzcan comportamientos adictivos. La gente aún sufre lesiones debilitantes y cáncer, y esos pacientes necesitan tratar su dolor severo. Hoy en día, solo los opioides pueden tratar su dolor. Pero los opioides causan adicción si los medicamentos salen del entorno hospitalario que esos pacientes requieren y entran en el comercio de la adicción.

Las compañías de seguros de salud deben tratar la terapia de adicción universalmente y sin objeciones. Si los adictos ingresan voluntariamente al tratamiento y tienen seguro, el tratamiento, incluida la atención posterior, debe estar cubierto. Esas dos afirmaciones necesitan ser debatidas y se debe aprobar legislación antes de que puedan entrar en vigor, pero el seguro debe cumplir con la función para la que se anuncia.

Hay suficiente evidencia de que la recuperación de la adicción a los opioides está plagada de recaídas y que la tasa de recaída disminuye con una atención posterior adecuada. Necesitamos atención posterior respaldada por el gobierno para el tratamiento de la adicción. Sería una buena idea que dicha atención posterior siguiera un nuevo modelo, en el que los pacientes que tienen seguro o medios adecuados paguen su parte justa. Los pacientes sin seguro o medios adecuados deberían recibir esa atención posterior por parte de una agencia gubernamental. Tal vez Medicaid podría hacer que sea uno de sus servicios pagados. Por ejemplo, ¿y si las empresas que venden o distribuyen opioides pagaran un impuesto sobre esos opioides o pagaran por una licencia para fabricarlos y venderlos? Ese dinero podría destinarse a la atención posterior. Mi sugerencia necesita la aportación de un economista para ser efectiva, pero Medicaid es una solución existente.

Finalmente, debemos reconocer y legislar que los adictos a los opioides no son criminales, son pacientes en una emergencia de salud pública. Los adictos encarcelados por consumir drogas deberían tener sus condenas anuladas o, al menos, reexaminadas.

Podemos aprender de nuestra reciente pandemia de Covid, las emergencias de salud pública necesitan una respuesta y cooperación pública. Todos usamos mascarillas durante dos años, por lo que sabemos que podemos hacerlo. Esas mascarillas evitaron que los usuarios contrajeran Covid y evitaron que propagaran el virus.

Los opioides matan a las personas, desintegran a las familias, congestionan nuestros tribunales, disminuyen la productividad e interrumpen vidas.

Ayudémonos todos. Comienza aprendiendo lo que puedas y si tu comunidad quiere construir un sitio seguro de inyección cerca de tu hogar, no luches contra ellos. Los pacientes ingresan a esos sitios de reducción de daños porque pueden inyectarse en un ambiente limpio y hay alguien allí para salvarlos si sufren una sobredosis. La experiencia tiene el beneficio adicional de que los pacientes solicitan ingresar a rehabilitación o desintoxicación a una tasa alta. Es motivacional.

¿Es realmente tan fácil cultivar opio?

Aparentemente no, al menos en mis manos.

A continuación, se muestra una fotografía de mi frasco de semillas de amapola que guardo en mi cocina porque me gusta hacer mi propio pan y agrego las semillas a algunas de mis masas. Almaceno las semillas de amapola junto con todas las demás especias en un gabinete sobre mi estufa. No tienen nada de especial y las tengo desde hace dos años, mientras escribo. Ni siquiera sé si son *Papaver somniferum*, la amapola de opio, o alguna otra especie porque no está escrito en el frasco.

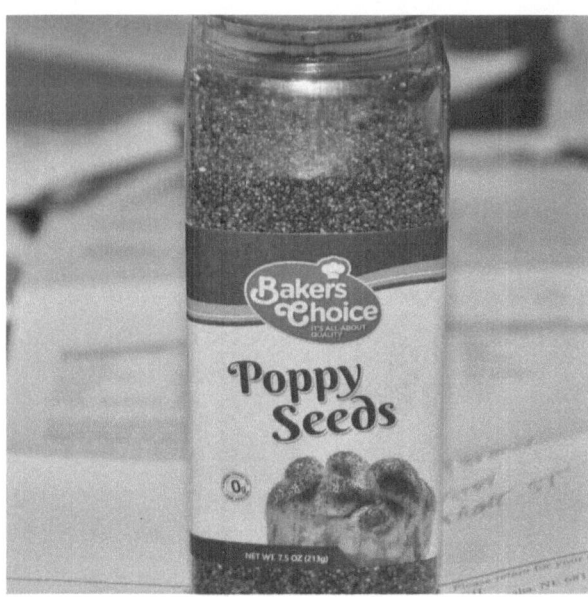

Pensé que intentaría germinarlas, así que las planté en macetas de turba llenas de tierra para macetas, las regué regularmente y cuando regresé a casa después de un fin de semana fuera, habían germinado, como muestro en la foto a continuación. He mantenido las macetas en el alféizar de una ventana del sótano que da al oeste. La germinación tomó unos 10 días para llegar al estado que se muestra. Las riego tres veces a la semana. Los brotes son diminutos y estoy ansioso por verlos crecer.

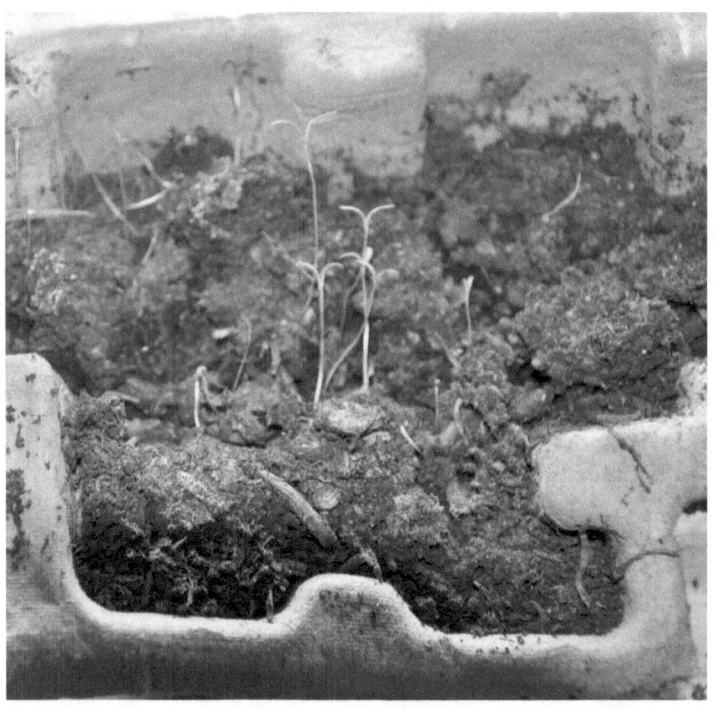

Mencioné este proyecto a Cathey, la mujer con la que he salido durante tres años, pero ella fue cautelosa y no compartió mi entusiasmo. "No los cultives para cosechar el opio crudo, eso es ilegal y podrías meterte en problemas."

"Por eso planté mi suministro de cocina, debería haber muy poco opio en las plantas," defendí mi actividad.

Mantente atento.

Han pasado tres semanas y los brotes de la foto anterior han madurado y ya tienen hojas secundarias y terciarias, pero los tallos de las plantas siguen siendo pequeños y no son lo suficientemente fuertes como para sostenerlas.

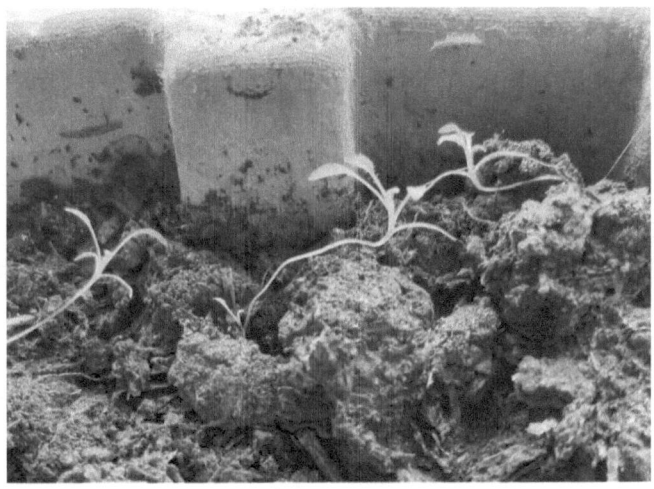

He seleccionado un área al aire libre que espero limpiar de malezas en unas semanas para poder plantar las plántulas de amapola.

Lamentablemente, puse las plántulas afuera, aunque aún en sus macetas de turba. Murieron. Así que, si bien las semillas de amapola son fáciles de germinar, en mis manos, no lograron crecer más allá de sus hojas secundarias. ¡Qué se le va a hacer!

Como no soy de los que se rinden fácilmente, compré semillas de amapola en una tienda de jardinería y repetí la plantación en macetas de turba, pero esta vez las dejé afuera donde pudieran recibir sol y ser regadas diariamente. Germinaron, crecieron sus segundas hojas y planté las macetas de turba.

Las plántulas murieron.

Me rindo.

SAMADHI

Vincent Martello, Director de Relaciones Comunitarias del condado de Ulster, Nueva York, a quien presenté en un capítulo anterior, me copió en un correo electrónico que decía: "Solo quería ponerlos en contacto a los dos." La otra copia fue para David McNamara, lo cual me proporcionó la dirección de correo de David, así que le envié un mensaje titulado: "Vincent Martello dijo que deberíamos ponernos en contacto."

David respondió. Es director administrativo de una instalación de tratamiento en Kingston, Nueva York, con el desconcertante nombre de SAMADHI, una referencia a la filosofía budista.

Hicimos una cita para conocernos, y él me ofreció darme un recorrido por su instalación. Conduje hasta allí esta mañana y acabo de regresar. Fue un viaje de ida y vuelta de 140 millas, pero valió la pena.

David tiene cincuenta y ocho años y es un opositor dedicado a la adicción a las drogas. Tiene el mismo cabello con canas que yo, pero su barba es una perilla gris. Está construido como yo antes de perder 60 libras. Admito que cuando tenía cincuenta y ocho años, mi cabello todavía era castaño, aunque pesaba 218 libras. Ahora peso 160.

Me dio el breve recorrido que me había ofrecido, y vi su sala de arte, la sala de terapia grupal, un par de oficinas y luego nos retiramos a su oficina. Se había quitado las botas y caminaba en calcetines.

Pregunté, "¿Puedo mantenerme con mis zapatillas?"

"Por supuesto", respondió mientras me acompañaba a su oficina escasamente amueblada. Había un cuadro de Buda sobre su escritorio.

Pregunté, "¿Cómo llegaste a usar el arte como parte del programa de terapia?"

"Pareciera que funciona; reunimos a todos en la sala y les decimos que dibujen lo que sienten."

"Tal vez sea solo ofrecer un entorno social que les faltaba en sus vidas." Dije, sorprendido por el arte como modalidad de tratamiento.

Comenzó a hablar, otra persona ansiosa por compartir su historia. Le pregunté cómo lanzó su organización de tratamiento.

"Me gasté mis ahorros en ello", comenzó. Luego continuó describiendo cómo Vincent Martello le dio su primer contrato que permitió a SAMADHI otorgar "32 becas para capacitar a entrenadores de recuperación, y muchas de esas personas todavía están con nosotros."

"Oh, entonces colaboras con Vincent", murmuré y continué, "¿Cuál es la estructura de SAMADHI?"

"Somos una organización sin fines de lucro", dijo.

Luego continuó: "Llegué a esto desde la industria cinematográfica, donde produje documentales y comerciales. También me encontré con Gabor Maté y la Robin Hood Foundation."

Uno de los libros de fondo que leí al investigar este libro fue *In the Realm of Hungry Ghosts* de Maté. Dije, "Le mencioné a mi agente que el tema de mi libro haría un buen documental".

Él me miró y respondió: "Todavía no he terminado la película." ¡Hmm!

La Robin Hood Foundation es una organización benéfica con sede en Nueva York que aborda los problemas derivados de la pobreza.

David también describió cómo su organización SAMADHI trabaja con prisiones y cárceles en el condado de Ulster, Nueva York, no lejos de la sede de Vincent. Visita cárceles, habla con los prisioneros, y agregó: "Muchos de ellos nos visitan aquí cuando son liberados porque somos la única cara amistosa que encontraron mientras estaban encerrados. Les ofrecemos capacitarlos como consejeros."

Volví a preguntar cómo empezó con la filosofía oriental y su respuesta me sorprendió. "Empecé con las artes marciales, específicamente el karate japonés. A partir de ahí abracé el budismo en una forma más pura." Su explicación me sugirió que su espíritu de lucha contra la adicción proviene del mismo espíritu que lo impulsó a estudiar el karate japonés.

Nuestra reunión duró solo una hora porque tenía que regresar a casa a preparar el almuerzo para mi hijo menor. La paternidad soltera, especialmente en mis setenta, dicta mi horario. No lo tendría de otra manera.

Ah, y para aquellos de nosotros con poca exposición a la filosofía asiática, SAMADHI significa, entre otras cosas, "la última etapa en el conocimiento directo a través de la identificación."

Claramente ayuda en la rehabilitación de adictos.

Reunirme con David también desencadenó una pregunta que me rondaba la cabeza, así que escribí a Vincent: "Esta mañana conduje y me reuní con David durante aproximadamente una hora. ¿Podrías ponerme al tanto sobre el alcance de la colaboración que tienes con David para el cuidado posterior? Es un interesante arreglo público/privado que podría servir como modelo en otros lugares."

La respuesta de Vincent llegó en cuestión de minutos: "Genial. Me alegra que hayan podido reunirse. A lo largo de los años, hemos ayudado a financiar las actividades de Samadhi a través de una serie de subvenciones, incluyendo Opioid Data to Action (CDC a través de NYSDOH), el Estudio de Comunidades de Curación de la Universidad de Columbia y algunas otras menores. La subvención promedio ronda los 100 mil dólares, y son fondos de origen federal que se transfieren a los Departamentos de Salud del Estado y luego a los condados. Samadhi también recibió un financiamiento sustancial del Novo Foundation (Peter Buffet, quien vive en UC [Ulster County])." NYSDOH es el Departamento de Salud del Estado de Nueva York.

De hecho, es un interesante arreglo público/privado que podría ser replicado, y me complace poder compartirlo con mis lectores.

¿Quién está a Cargo?

He propuesto centralizar las prescripciones de opioides a nivel federal para facilitar la limitación y el seguimiento de esas prescripciones. También evitaría la duplicación que exhiben nuestros sistemas actuales administrados por los Estados, evitando que se distribuyan demasiadas dosis a un paciente, como describí en el caso del vecino de Peter, quien recibió nueve dosis diarias.

¿Quién gestionaría el sistema que propuse?

Estados Unidos no tiene mucha experiencia con la gestión centralizada de la salud. Aparte de la Administración de Veteranos (VA), el Servicio de Salud para Indígenas (IHS), Medicaid y la medicina militar, EE.UU. ha tendido a delegar la responsabilidad de gestionar la atención médica a los Estados.

Esto deja abierta la pregunta de quién gestiona o coordina las agencias estadounidenses que regulan los medicamentos en nuestro sistema actual. Todavía brindamos atención médica como una empresa privada, aunque estamos comenzando a ver fusiones de prácticas conjuntas, esas prácticas se están conglomerando y Amazon está comprando prácticas.

Las agencias de gestión de EE.UU. incluyen, en el lado regulatorio, la Administración de Control de Drogas (DEA), el Instituto Nacional sobre el Abuso de Drogas (NIDA), la Administración de Alimentos y Medicamentos (FDA), la Administración de Servicios de Salud Mental y Abuso de Sustancias (SAMHSA) y los Centros para el Control y la Prevención de Enfermedades (CDC).

No solo tienen misiones diferentes y estructuras de gestión separadas, sino que son administradas por diferentes jefes de gabinete. Tomando prestado un concepto de gestión de mis responsabilidades de administración de equipo cuando trabajé en la industria, es importante reunir a personas con diferentes áreas de especialización si hay un liderazgo en el lugar, incluso si la única tarea visible del liderazgo es llevar la dirección de la Junta Directiva a los trabajadores y las ideas y preocupaciones de los trabajadores a la alta dirección. La gestión en equipo con diferentes disciplinas funcionó bien.

El NIDA, por ejemplo, es parte de los Institutos Nacionales de Salud (NIH) y está encargado de la investigación básica. Describen su mandato en su sitio web: "Nuestra misión es avanzar en la ciencia sobre las causas y consecuencias del uso de drogas y la adicción y aplicar ese conocimiento para mejorar la salud individual y pública". Los NIH han ascendido a la cima del liderazgo científico mundial y la productividad, y como un destino para la formación avanzada en las ciencias médicas. Son un activo importante y orientado al futuro en nuestra lucha contra el abuso de drogas opioides.

La DEA, por el contrario, es una agencia de aplicación de la ley. Su sitio web dice que su mandato es "hacer cumplir las leyes y regulaciones de sustancias controladas de los Estados Unidos. Si bien esto incluye investigar a los delincuentes y bandas de drogas que trafican con drogas ilegales". La DEA es una agencia del Departamento de Justicia, y tienen el poder de investigar, infiltrar y arrestar a los sujetos. Cuando accedí a su sitio web, encontré un comunicado de prensa que emitieron en junio de 2022: "Diez arrestados en una conspiración de tráfico de fentanilo en el sureste de Massachusetts. 14,9 kilogramos de fentanilo sospechoso incautado".

Son muy buenos para cumplir con los objetivos de su mandato. Si más drogas ilícitas pasan por nuestras defensas, no es porque la DEA esté descuidada. Están superados en número en el escenario mundial y necesitan más tecnología.

La FDA define su misión como "proteger la salud pública al garantizar que los alimentos (excepto la carne de ganado, aves de corral y algunos productos de huevo que están regulados por el Departamento de Agricultura de EE.UU.) sean seguros, saludables, higiénicos y estén debidamente etiquetados; garantizar que los medicamentos humanos y veterinarios, y las vacunas y otros productos biológicos y dispositivos médicos destinados al uso humano sean seguros y eficaces". Su contraparte europea es la Agencia Europea de Medicamentos (EMA). Sin una licencia de la FDA (o EMA) para comercializar un medicamento o vacuna, las empresas farmacéuticas no pueden introducir ningún agente al mercado. Para solicitar una licencia, una empresa farmacéutica debe realizar ensayos clínicos para demostrar que su nuevo producto funciona en pacientes humanos y es seguro para ellos. Además, sus prácticas de fabricación deben pasar la inspección y el etiquetado debe ser aprobado.

La Administración de Servicios de Salud Mental y Abuso de Sustancias (SAMHSA) define su misión con la declaración: "Lideramos los esfuerzos de salud pública para avanzar en la salud conductual de la nación". Su trabajo es fundamental, especialmente después de mi discusión sobre la frecuente comorbilidad de las enfermedades mentales y el uso de opioides. También he repetido que considero el abuso de opioides y la salud mental como parte de un continuo.

Los Centros de Servicios de Medicare y Medicaid son un programa respaldado por el Gobierno Federal y los Estados. Medicaid paga algunos servicios de salud para ciudadanos de bajos ingresos, mientras que Medicare paga algunos servicios de salud para ciudadanos mayores de 65 años. Algunos ciudadanos mayores reciben beneficios tanto de Medicare como de Medicaid. Esos programas son un paso hacia la medicina socializada, con los gobiernos federal y estatal pagando, en parte, la atención médica, aunque en EE.UU. la atención médica todavía se busca y se proporciona de manera privada. Dudo que EE.UU. socialice la atención médica para toda la población, pero agencias individuales como Medicare y Medicaid, Indian Health, Military Medicine y VA, todas se apoyan mucho en el control del gobierno central y comienzan a parecerse a la socialización.

Por último, ¿quién gestionaría los problemas internacionales mientras las agencias policiales continúan luchando contra el contrabando de drogas? Parte de eso recae en la DEA, pero el contrabando también involucra a la Patrulla Fronteriza y Aduanas. Esas agencias de aplicación de la ley están administradas por un programa único denominado Aduanas y Patrulla Fronteriza de los Estados Unidos (CBP). Dado que la mayoría de las drogas ilícitas que ingresan a EE.UU. fluyen desde México, sin embargo, las fuentes de drogas se encuentran en China y otros países asiáticos.

La mayoría de las incautaciones hoy en día son de drogas ocultas en cavidades de carrocerías de automóviles o transportadas en semirremolques cuyos cargamentos principales son productos agrícolas o manufacturados. Dada la potencia de la heroína y el fentanilo, las cantidades introducidas de contrabando en cada carga son pequeñas. Como demostré en mis cálculos, sin embargo, debido a que las dosis son pequeñas, unos pocos kilos rinden mucho. Es otro punto donde insisto en que la tecnología puede ayudar.

Ya he hablado de mi idea de utilizar la tecnología para "olfatear" drogas ocultas en otros envíos. No soy tecnólogo, pero como dije, si mi teléfono móvil puede recibir correos electrónicos enviados por el software de mi coche, construir una máquina que pueda encontrar drogas ocultas no debería estar muy lejos.

Propongo que Estados Unidos necesita un líder en adicciones para gestionar nuestro programa de drogas de manera centralizada.

¿Qué es un líder en adicciones? He pensado en algo parecido a una Comisión Presidencial, generalmente definida como un grupo de trabajo designado por el presidente encargado de investigar algo. Aunque tendría el poder para gestionar el proceso, no parece la opción adecuada para liderar un sistema reestructurado para gestionar las prescripciones y luchar contra los opioides ilícitos.

Por lo tanto, propongo que Estados Unidos establezca un nombramiento a nivel de gabinete cuyo mandato sea coordinar la actividad entre las cinco agencias que mencioné anteriormente, mantener la base de datos de prescripciones de medicamentos opioides que propuse antes, reunirse y trabajar con la Oficina de las Naciones Unidas contra la Droga y el Delito (UNODC) e interactuar con la Agencia Europea de Medicamentos.

Es una gran tarea, pero en gran medida se trata de una reorganización que no requiere nada más que bienes inmuebles para albergar la nueva gestión y capacidad informática para reestructurar cómo Estados Unidos rastrea y almacena las prescripciones de opioides. Eso debe crearse desde cero, tras reestructurar de alguna manera la ley para transferir la autoridad de las prescripciones de opioides desde los estados.

No soy político, pero reconozco que esa última tarea es un desafío político. Repito mi mantra: la salud pública no es política, debería ser universal.

Mi propuesta de reestructuración no resuelve el problema de las drogas ilícitas o callejeras que siguen entrando, ni aborda la necesidad de atención continua disponible para toda la población. Pero es un comienzo.

Traería a las cinco agencias que ahora informan a diferentes departamentos de nivel de gabinete bajo un mismo techo, metafóricamente. La aplicación de la ley de drogas, la concesión de licencias y la investigación, todas enfocadas en los opioides, ciertamente podrían comunicarse mejor, conocer los programas de las demás, aprender unas de otras y permitir que las agencias recomienden y acuerden cambios.

Compartí mi idea de reestructuración con Vincent Martello, el ejecutivo del condado de Ulster, NY, al que presenté a los lectores en un capítulo anterior, y con David McNamara, el hombre que dirige SAMADHI, la instalación de tratamiento.

Vincent no estaba entusiasmado. Me respondió: "Gracias, Barry. Parte del problema es que el enorme financiamiento de campañas y el poder de los cabilderos de las compañías farmacéuticas ha llevado a que el Congreso socave a la DEA y otras agencias federales, y creo que simplemente tener un zar es, en el mejor de los casos, solo una parte de la solución. Un ejemplo de esto se puede encontrar en los enlaces a continuación.

Estamos Sobredosificados

60 Minutes y el WP [Washington Post] hicieron una investigación conjunta que reveló que el Congreso desfinanció la unidad altamente exitosa de la DEA que se encargaba de perseguir los abusos graves de distribución de prescripciones de opioides y el crimen. El problema es sistémico, con las compañías farmacéuticas, actores negligentes en la comunidad de proveedores, las facultades de medicina, los distribuidores, las farmacias ilegales y las corporaciones farmacéuticas, todos siendo parte del problema".

Creo que sus comentarios, aunque desalentadores, respaldan mi idea de que un líder políticamente astuto a nivel de gabinete podría ser efectivo. Además, señala la interferencia de la industria farmacéutica en los esfuerzos de la DEA. Creo que los miles de millones recaudados para la rehabilitación y la atención continua desde la industria debilitarían su base de poder. Incluso podría hacer que el público preste más atención.

Vincent y David han forjado una colaboración pública/privada que está funcionando bien. Recuerdo a los lectores que Vincent Martello es el Director de Relaciones Comunitarias del Departamento de Salud del Condado de Ulster, NY. David McNamara es el Director Ejecutivo de SAMADHI, un servicio de rehabilitación de drogas que fundó en Kingston, NY.

Vincent contrata con SAMADHI para proporcionar rehabilitación a los adictos a las drogas del Condado de Ulster, y esa colaboración tiene un gran impacto en la adicción a las drogas en esa comunidad. Animo a los lectores a visitar sus respectivas páginas web y aprender sobre su estrategia pionera. Su objetivo es proporcionar atención continua a los adictos desintoxicados.

En conclusión, la adicción a las drogas no es un problema de salud pública sin solución. Hay soluciones, pero no consisten en no hacer nada mientras cien mil personas mueren cada año por sobredosis y la tasa sigue aumentando. Algunas de las soluciones están disponibles para nosotros, como la desintoxicación de drogas en un entorno de internamiento que limpió a Peter, el ex adicto a quien entrevisté. La clave para una desintoxicación exitosa, sin embargo, no es simplemente sacar a los pacientes de las drogas y liberarlos. Se requiere atención posterior, y esa atención posterior debe estar disponible para el público, no limitada a quienes pueden pagarla.

Recuerden, los adictos son pacientes, no criminales. Necesitan terapia, no prisión.

El contrabando de drogas debe detenerse. La interdicción está fragmentada entre la Patrulla de Aduanas y Fronteras y la DEA, y el resultado es que el flujo de drogas ilícitas a Estados Unidos no se detiene.

Deberíamos reorganizar el Gabinete del Presidente para incluir un secretario cuyo mandato sea gestionar todo el proceso. Ese proceso incluye la fabricación de drogas opioides, su formulación, el comercio internacional, la prescripción, la dispensación y la otra cara del negocio: el control del contrabando, la venta y el uso de drogas ilícitas.

Escribe a tu representante en el Congreso.

Referencias

Libros

Maté, Gabor
In the Realm of Hungry Ghosts, Close Encounters with Addiction

Mann, Charles C.
1493, Uncovering the New World Columbus Created

Lovell, Julia
The Opium War, Drugs, Dreams, and the Making of Modern China

Chouvy, Pierre-Arnaud
Opium, Uncovering the Politics of the Poppy

Avorn, Jerry
Powerful Medicines, The Benefits, Risks, and Costs of Prescription Drugs

Goldstein, Avram
Addiction, From Biology to Drug Policy

Goodman, Louis S. & Gilman, Alfred
The Pharmacological Basis of Therapeutics (2ª Edición)

Artículos

Eisenstein, Toby K.
"The Role of Opioid Receptors in Immune System Function"
Frontiers in Immunology, diciembre de 2019

Sukel, Kayt
"In Sync: How Humans are Hard-Wired for Social Relationships"
Dana Foundation, 13 de noviembre de 2019

Stetka, Bret
"Important Link between the Brain and Immune System Found"
Scientific American, 21 de julio de 2015

Centers for Disease Control and Prevention
"Drug Overdose Deaths Rise, Disparities Widen" (consultado el 21 de julio de 2022)

Young, Simon N.
"The Neurobiology of human social behavior: an important but neglected topic"
J. Psychiatry & Neuroscience, septiembre de 2008

Hutchinson, Mark R. & Watkins, Linda R.
"Why is Neuroimmunopharmacology crucial for the future of addiction research"
Neuropharmacology, enero de 2014

Butler, Stephen F. et al.
"Development and Validation of the Current Opioid Misuse Measure"
Pain, julio de 2007

Johnson, Mathew W.
"Pilot Study of the 5-HT2A R Agonist Psylocybin in the Treatment of Tobacco Addiction"
J. Psychopharmacology, noviembre de 2014

Nolen, Stephanie
"Fentanyl From the Government? A Vancouver Experiment Aims to Stop Overdoses"
NY Times, 26 de julio de 2022

Canadian Drug Policy Coalition
"Harm Reduction Saves Lives and Connects People with Vital Social Support services and Evidence-Based Treatments" (consultado el 26 de julio de 2022)

Vancouver Coastal Health
"Harm Reduction" (27 de julio de 2022)

Gordon, Elana
"Lessons from Vancouver: U.S. Cities consider supervised injection facilities"
The Pulse, 5 de julio de 2018

Feeley, Jef
"Teva Pharmaceutical Will Pay Over $4 Billion in Opioid Settlement"
Bloomberg.com, 26 de julio de 2022

CDC.gov
"NCHS Data on Racial and Ethnic Disparities" (consultado en marzo de 2019)

Fridell, Mats et al.
"Prediction of psychiatric comorbidity on premature death in a cohort of patients with substance use disorders: a 42-year follow-up"
BMC Psychiatry, 15 de mayo de 2019

Jerome, Lisa, Schuster, Shira y Yazar-Klosinski
Current Drug Abuse Reviews, 2013

Council of the Inspectors General on Integrity and Efficiency
Combatting the Opioid Crisis: Role of the Inspector General Community
octubre de 2019

www.ingramcontent.com/pod-product-compliance
Lightning Source LLC
Chambersburg PA
CBHW060520080526
44586CB00012B/550